Die Philosophie einer Natural Bodybuilderin

Simone Bohrmann

Die Philosophie einer Natural Bodybuilderin

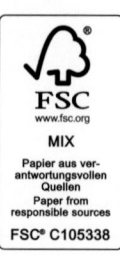

Bilbliografische Information der Deutschen Nationalbibliothek:
Die Deutsche Nationalbibliothek verzeichnet diese Publikation in der Deutschen
Nationalbibliografie:
Detaillierte bibliografische Daten sind im Internet über http://dnb.d-nb.de abrufbar.

© 2019 Simone Bohrmann
www.simonebohrmann.com
Satz, Herstellung und Verlag: BoD – Books on Demand, Norderstedt
Coverbearbeitung: Nicola Ashtarany
Fotos von: Cornelia Ritzke, Marc Schumacher, Konstantin Fotos,
Simone Bohrmann
ISBN: 978-3-7528-9089-1

Für Andreas, Gülistan, Robin, Ralf und Berend.

Inhalt

Vorwort

Eines Tages saß ich auf einer wellenförmigen Ruhebank oberhalb der Ortschaft und blickte in die Natur um mich herum. Dabei fragte ich mich, wer ich bin, wie mein bisheriges Leben so verlaufen war und warum. Und was genau ich daraus lernen konnte und wie es nun weitergehen sollte. Doch schnell rief ich meine Gedanken aus der Zukunft wieder zurück ins Jetzt. Ich versuchte mich in der Landschaft zu spiegeln, um mich selbst zu hinterfragen.

Nicht selten kam mir der Gedanke, warum ich nicht vorher schon zu diesem Lifestyle gefunden habe. Viele sagen sich dann etwas wie: »Wo könnte ich sportlich schon sein, wenn ich nur früher angefangen hätte?« Das ist jedoch eine ungünstige Einstellung. Ich habe für mich herausgefunden, dass ich mit meinem Weg sehr glücklich bin. Denn Erkenntnisse, die ich aus Vergangenem ziehen konnte, lassen mich nun besser etwas vermitteln und ermöglichen mir unter anderem genau das, was ich mit diesem Buch tue.

Aus dem tiefen Wunsch heraus, anderen Menschen den dopingfreien und naturalen Bodybuildingsport näherzubringen, fing ich nach einiger Zeit an, eine Art Tagebuch zu schreiben, in dem ich meine Gefühle im Training und Empfindungen während des Essens etwas genauer zu beschreiben versuchte. So entstand mehr oder weniger urplötzlich das Kapitel »Natural Bodybuilding – was zwischen den Zeilen steht«. Der Vergleich gleicher Empfindungen zweier Menschen mit jedoch unterschiedlicher Lebensweise ergab sich erst während des Schreibens. Als ich mit diesem Kapitel fertig war, war ich mir ziemlich sicher, dass nur so eine bestmögliche Vermittlung der Philosophie des Natural Bodybuildings möglich ist.

Vergleiche jedoch lassen sich am besten ziehen, wenn man eine bestimmte Sache von außen sowie auch einmal von innen betrachtet und erfahren hat. Nur so lässt sich bestmöglich zwischen beiden Seiten vermitteln und verbinden. Eine Brücke bauen zwischen der Gesellschaft und Natural Bodybuilding mit dem Wunsch, dass sich viele etwas bewusster

werden, respektvoller und ohne Vorurteile den Sport zu verstehen versuchen. Die positiven Eigenschaften dieses Weges erkennen und vielleicht
auch etwas davon für sich umsetzen können.

PS.: Schreiben Sie sich bitte zu Beginn des Buches auf einem Zettel auf,
was genau Sie mit dem Begriff Natural Bodybuilding assoziieren, und
verstecken Sie ihn dann in einer Schublade.

Danksagung

Zunächst möchte ich den Leuten danken, die mich in einer für mich schwierigen Zeit kennengelernt und mir zur Seite gestanden haben. So mag ich damals mit Sicherheit nicht leicht zu verstehen gewesen sein. Nicht selten war ich von nicht gerade allzu positiver Laune erfasst und habe manchmal auch mehr als griesgrämig dreingeschaut. Fast ausschließlich diesen Leuten verdanke ich zum größten Teil, dass ich wurde, wer ich heute bin. Ich bedanke mich bei Berend, der immer an mich glaubt und hinter dem steht, was ich tue. Ich liebe dich und danke dir dafür, dass du der starke und überaus verständnisvolle Lebenspartner an meiner Seite bist, der mich sein lässt, wie ich bin. Ähnliche Worte gelten meiner besten Freundin (ich sage gerne »dile min«) Gülistan und meinem engsten Freund Robin, der mein kleiner Bruder ist. Ihr beide wart mir Wegweiser und Licht, als es um mich eher dunkel war. Ihr habt mich zu mir geführt, seid mit mir gefallen und immer wieder mit mir aufgestanden und geht deshalb immer weiter an meiner Seite. Ich kann nur sagen: Ich liebe euch von ganzem Herzen.

Und ich danke ebenso Michele, die nicht nur eine sehr gute Freundin (Therapeutin und philosophisch Gleichdenkende), sondern fast schon wie eine Schwester für mich ist. Des Weiteren danke ich ebenso den Menschen, die in einer für mich gewiss sehr schwierigen Zeit zu mir gestanden haben auf eine Weise, die alles andere als selbstverständlich ist. Hierzu zählen vor allem Andreas D., der sich als mein ehemaliger Vorgesetzter nicht nur vor mich, sondern vor allem auch als Freund hinter mich gestellt und mir den Rücken gestärkt hat. Dass du dich dabei selbst zurückgestellt hast, das rechne ich dir ein Leben lang an. Ebenso möchte ich hier Uwe erwähnen, der mir mit seinem Rat und seiner Menschenkenntnis einiges bestätigt hat. Vor allem aber möchte ich hier die letzten Minuten erwähnen, in denen du für mich da warst, indem du als Mensch mit mir gefühlt hast, was mir noch heute immer wieder in gewissen Zeiten die nötige Motivation verleiht. Euch beiden gilt ein großer Dank. Und natürlich danke ich auch Andreas R. für vielerlei Weisheiten in Form von

Sprüchen, die mir heute immer noch und immer wieder vieles um einiges einfacher machen. Hier vor allem aber auch für die Menschenkenntnis und ein stets offenes Ohr sowie guten Rat.

Außerdem danke ich Otmar dafür, dass du mir meine Wurzeln wieder bewusst gemacht hast, indem du mir die Möglichkeit gabst, mich bei den Pferden wiederzufinden. Aber auch Alexandra danke ich für die kurze, aber dennoch sehr schöne Zeit im Stall.

Ein ganz besonderer Dank gilt Mike Decker von HappyFit Deutschland. Gerne erinnere ich mich immer wieder zurück, als wir beide im Rohbau einer deiner Filialen standen. Damals rätselten wir über Fenster, Deckenbeleuchtung und die Gestaltung der Räumlichkeiten. Danke, dass ich hier meine Ideen äußern konnte, für die du immer offen warst. Dafür, dass du mir meine Leidenschaft zum Sport bestätigt hast, sodass ich nun da bin, wo ich bin. Ebenso auch dafür, dass ich meine Leidenschaft bei dir in Form eines Nebenjobs ausüben durfte. Auch kommt hinzu, dass du mir seit unserer ersten Begegnung immer als Freund und mit ausgeprägter Menschlichkeit entgegengetreten bist. Für dein Verständnis, offenes Ohr und auch für deine außerordentliche Sorge und Hilfsbereitschaft danke ich dir.

Bei Deborah bedanke ich mich für die Menschlichkeit und eine große Hilfsbereitschaft. Du hast mir auch gezeigt, dass es egal ist, wie lange Menschen zeitlich und örtlich getrennt sind, dass ein gewisses »bestehendes Band« nie reißen kann. Das war für mich eine sehr wertvolle und schöne Erfahrung, die ich immer mit mir trage. Letztere Worte gelten ebenso Christina G.

Natürlich danke ich auch meinen Eltern. Mama danke ich für ihre Mühe, immer wieder hervorragendes Essen (für eine Bodybuilderin) auf den Tisch zu zaubern, was wirklich nicht einfach zu bewältigen ist bei solchen Ernährungsgewohnheiten wie den meinen. Und ich danke Papa für seine ständige Hilfe und ein immer offenes Ohr. Hier ist auch unbedingt meine »zweite Hälfte« zu nennen, meine Zwillingsschwester Sabine, ihr danke ich für jene Verbundenheit, die wohl nur Zwillinge haben, und für außerordentlich schöne Erfahrungen, die einfach nicht mehr »von dieser Welt sind«. Euch dreien danke ich für das Gefühl und das Wissen, immer zurückkommen zu können, und dass ihr für mich da seid. Dafür liebe ich euch.

Zum Schluss möchte ich mich bei jemandem bedanken, der mir oft einen Schritt voraus ist und mich in so mancher Situation besser kannte als ich mich selbst. Dadurch hat dieser Jemand mir sehr geholfen, aus einer gewissen schwierigen Lebensphase herauszufinden und so wieder zu mir selbst zu finden. Alles sprichwörtlich stehen und fallen zu lassen, wenn Hilfe gebraucht wird, und dabei die eigenen Belange und Probleme zur Seite zu schieben, und das zu jeder Zeit, ist mehr, als ich mir jemals hätte vorstellen können. Das verstehe ich unter einem besten Freund – ich danke dir, Ralf. Danke auch deiner Familie – Pia und den Zwillingen Max und Michel und natürlich Lotte. Ihr seid für mich meine zweite Familie.

Mein bisheriges Leben

An dieser Stelle erlaube ich es mir, mein Leben rückblickend zu betrachten.

Es ist der 29. November 1989, als im Krankenhaus der Kleinstadt Merzig eine Frau zum Operationssaal gefahren wird. Ihre beiden Kinder müssen per Kaiserschnitt sechs Wochen zu früh auf die Welt geholt werden, da eine Schwangerschaftsvergiftung sich sonst zu stark auf die Gesundheit von Mutter und Kinder auswirken würde. Zusammen mit meiner leiblichen Doppelgängerin erblicke ich so als Zweite um genau 7:45 Uhr an diesem Mittwochmorgen das Licht der Welt. Wenn jemand heute meine Mutter darauf anspricht, entgegnet sie oft, dass sie uns holen mussten, weil eines von uns beiden Mädels so stark gegen ihre inneren Organe getreten hat, dass man hätte meinen können, sie hätte einen Fußballer im Bauch. Scheinbar bestand hier schon der Sportgedanke.

So starte ich etwas leichter als meine Zwillingsschwester mit genau 1820 Gramm Bantamgewicht in die Welt. In den ersten Jahren scheine ich ein Hardgainer zu sein, denn bis zur Anfangszeit der Grundschule muss sich meine Mutter Gedanken machen, wie ihre beiden Kinder an Gewicht zunehmen könnten. Die Hebamme wusste aber gleich, dass sich das mit den Jahren wohl ändern wird. Sie behielt tatsächlich recht. Bei der Kommunion habe ich einige Kilo zu viel auf den Rippen. Von da an fallen mir die Pfunde nur so zu, wenn ich das Essen auch nur ansehe, zumindest scheint es so.

In der Jugend und später habe ich dann mit etwa achtundsiebzig Kilo und einer Körpergröße von gerade mal knapp über eineinhalb Meter meinen Höhepunkt des Softgainer-Daseins erreicht. Von da an folgen Jahre der Berg und Talfahrt hinsichtlich meines Körpergewichts. Endloses Ausprobieren von verschiedenen Sportarten und Ernährungsweisen sowie diverse Fehler aufgrund von Unwissenheit, über die ich heute verdammt froh bin, lassen mich jedoch mit einem besseren Wissensstand zurück. Aufgrund dieser Erlebnisse kann ich viele Dinge und auch Menschen wesentlich besser verstehen und mitempfinden, was mich einige Situationen viel schneller lösen lässt. All das war ausschlaggebend, dass ich mein Wissen teilen und andere Leute vor eventuellen Fehlern bewahren möchte. Denn was gibt es Besseres, als von jemandem zu lernen, der schon viele Fehler gemacht und korrigiert hat und diese nun zu umgehen weiß? Dies ist ein wichtiger Aspekt in meiner Arbeit als Personal Coach.

Vier Jahre Natural Bodybuilding ...

Und das ist erst der Anfang. Wo dies noch hinführt, mag ich mir gar nicht vorstellen, denn es ist jetzt schon viel zu schön, um wahr zu sein. Was nach außen hin wie ein oberflächliches, lediglich auf Optik ausgelegtes Hobby scheinen mag, birgt tief im Inneren wesentlich mehr als »Rumpumpen« und »Speisen aufs Gramm genau abwiegen«.

Nie zuvor habe ich mehr über mich selbst gelernt und zugleich auch über die Welt. Nie war ich dem Ursprung näher, nie der Natur verbundener.

Es ist ein stetiges Wachsen in jeglicher Art, ohne sich dabei von den Wurzeln zu entfernen. Jeder wächst auf seine Weise. Der Marathonläufer gibt heute alles, um morgen seine Bestzeit zu laufen. Der Bauer sät heute, damit er morgen ernten kann. Der Gärtner gestaltet sein Beet, das morgen erblühen und wirken kann.

Und ich mache Natural Bodybuilding.

Natural Bodybuilding als Weg

Sich den Rat anderer, die einem den Weg weisen möchten, anzuhören, mag in mancher Situation sinnvoll sein. Dennoch gilt es, dem inneren Kompass zu folgen. Um meinen bin ich ganz froh, wenn ich mich an die Worte eines Bekannten erinnere, der meinte, dass ich mich in den Sport flüchten würde.

Da Flucht ja bekanntlich mit Rennen zu tun hat, gebe ich ihm auf eine gewisse Weise recht. Umhergeirrt und verrannt habe ich mich, aber geflüchtet bin ich genau dahin, wo ich hingehöre.

Dorthin, wo ich gehört werde, ohne überhaupt etwas gesagt zu haben. Dorthin, wo ich mein eigener Gärtner bin und wo ich blühen und wirken kann. Wo meine Energie ungebremst fließt und nicht wie ein verfaultes

Stück Obst auf den Boden klatscht, bevor jemand es kräftig gegen die Wand geschmissen hat.

Gott sei Dank hatten die Worte des Kollegen bei mir die Eigenschaft der faulen Frucht, sonst wäre ich womöglich tatsächlich geflüchtet – vor mir selbst.

Unterwegs trifft man ja bekanntlich nicht immer gleich das angesteuerte Ziel. Zum Glück. Denn alles, was am Wegesrand steht, ist mindestens genauso schön, weil es einen wachsen lässt. Es ist gut, Menschen zu treffen, die sich daran erfreuen, was du tust. Sie hinterfragen und urteilen nicht. Sie haben einfach Teil an der Freude. Aber du triffst meistens nicht nur auf andere, sondern auch immer wieder auf dich selbst. Dabei kannst du dich erkennen und (gegebenenfalls) verbessern.

Der eine oder andere Stolperstein bleibt unterwegs natürlich auch nicht aus. Das Gute an Steinen ist, dass wir sie treten können, zur Seite zum Beispiel. Wesentlich schwieriger sind da die Löcher. Alle Löcher in Form einer Pfütze mit etwas Schmuddelwasser sind halb so schlimm – einfach kurz Anlauf nehmen und drüber springen. Und wenn das Loch dann doch mal etwas größer ist, sodass wir es ein tiefes Tal nennen können – Berg »hochpumpen«! Dort ist es ja erst richtig schön, wenn wir vorher von ganz unten nach oben hochgeschaut haben.

Ich nenne das »Lebenslandschaft«.

Außerdem am Wegrand anzutreffen und wohl am wichtigsten sind Gefährten. Menschen, die mitgehen, allerdings nicht solche, die auf ebener Strecke kommen, wenn's gerade gut läuft. Die können an der nächsten Gabelung direkt wieder abbiegen. Ich meine solche, die dann an deine Seite treten, wenn es bergab geht. Jene, die mitstolpern. Die dich an die Hand nehmen und mitfallen, um zusammen mit dir wieder aufzustehen. Die auch in der dunkelsten Nacht bleiben und mit dir nach der Sonne suchen. Jene, die mit dir den Berg hinaufsteigen, egal, wie steil er ist. Diejenigen, die ihr eigenes Gewicht kaum ertragen und sich trotzdem hinter dich stellen und dich hochdrücken, wenn du mal schwach bist.

Je näher dann die Sonne rückt, desto schmaler der Gipfel. Je schmaler der Gipfel, desto weniger Platz. Die Plätze, die dann oben besetzt sind,

sind dies zu Recht – von Freundschaft. Das und noch einiges mehr geschah mir auf dem Weg zum Gipfel, wo mein Ich auf mich wartete.

Mein Fahrzeug auf dem Weg zu mir selbst war für mich NATURAL BODYBUILDING.

Vom Anfang des Schreibens

Gerade frage ich mich, wann der Zeitpunkt ist, dass jemand es tut. Passiert es bei jedem Menschen im gleichen biologischen Alter? Passiert es zu unterschiedlichen Momenten? Geschieht es durch gewisse Lebenserfahrungen oder einfach so? Kommt es einfach so von heute auf morgen oder dauert es eine Weile? Macht das jeder Mensch auf dieser Welt?

Beim Lesen der letzten Frage mag es so klingen, als sei von einer kuriosen Tätigkeit die Rede. Na ja, vielleicht ist das auch so, vielleicht auch nicht. Wer entscheidet schon über normal und abnormal?

Wie du vielleicht merkst, geht es darum, Fragen zu stellen. Es geht um diesen Moment oder um eine Phase, wo du anfängst, gewisse Antworten zu suchen. Ich meine nicht die Fragen von Kindern wie zum Beispiel: »*Warum ist die Banane krumm?*«, »*Warum haben Männer einen Bart und Frauen nicht?*« Ich meine diese gewissen, bestimmten (eventuell kuriosen) Fragen mit den etwas kniffligeren Antworten wie »*Was gibt es eigentlich noch so alles auf der Welt, außer dem, was ich bisher kenne?*«, »*Ist das hier wirklich alles, was die Welt zu bieten hat?*«, »*Was mache ich hier überhaupt?*«, »*Woher komme ich?*«* Und die wohl alles entscheidende und zumindest bei mir sehr prägnante Frage: »*Wer bin ich und warum bin ich hier?*«

Wenn ich mich so zurückerinnere, gab es bei mir keine bestimmte Frage, eher ein Gefühl. Das Gefühl, dass irgendwo eine Antwort auf mich wartet. Dieses Gefühl stillte ich damals durch Lesen einiger philosophischer Bücher zum Beispiel vom Dalai Lama oder von Seneca. Durch sie konnte ich schon einiges erkennen. Das anfängliche Gefühl allerdings kam recht schnell wieder und nahm sogar an Stärke zu. Als ich dann von einem guten Freund den Rat bekam, ich solle reden – es war eine Lebenssituation, in der ich mich unbewusst wohl sehr verschränkt hatte –, habe ich geredet und zwar so ziemlich über alles. Ich habe über alles geredet, wobei ich das Gefühl hatte, Antworten zu bekommen, die mir die Bücher nicht geben konnten. Aber das anfängliche Gefühl kam erneut schnell wieder, worauf ich mir eben etwas anderes überlegen musste. Wenn also nun das Lesen und Reden keine neuen Erkenntnisse bringt, dann vielleicht das Schreiben. Ich schreibe heute noch. Die eigenen Sätze erneut zu lesen, lässt mich klarer und manchmal auch bewusster werden.

Daran, dass ich mal ein Buch schreiben würde, dachte ich nie – so etwas machen schließlich nur andere, erfolgreiche Leute.

Natürlich fing alles ganz anders an, als es im Nachhinein erscheint, zwar mit Philosophie, dennoch auf eine ganz andere Art. Doch um auf meine eben genannte Frage zurückzukehren: Welche Leute sind schon anders? Was ist überhaupt anders und was ist normal? Bin ich vielleicht genauso wie »die anderen«? Wie definiert man überhaupt erfolgreich?

Irgendwann ist dann doch – mehr oder weniger schnell – eine Antwort auf alle Fragen gefunden. Alles ist relativ und liegt im Ermessen des Betrachters. Somit suchte ich nicht mehr allzu viel weiter, sondern ging einfach dem Gefühl nach, schreiben zu wollen. Einzig und (fast) allein bleibt bis dato eine Frage offen, die sich mir schon zu Anfang gestellt hatte:

Man gab mir den Rat zu lesen und ich las.
Man bat mich zu reden und ich sprach.
Doch kein Buch gibt mir mehr Antwort
und auch zu sagen habe ich nichts mehr, also schreibe ich.
Doch ich frage mich, was kommt danach?
(Losheim, 2017)

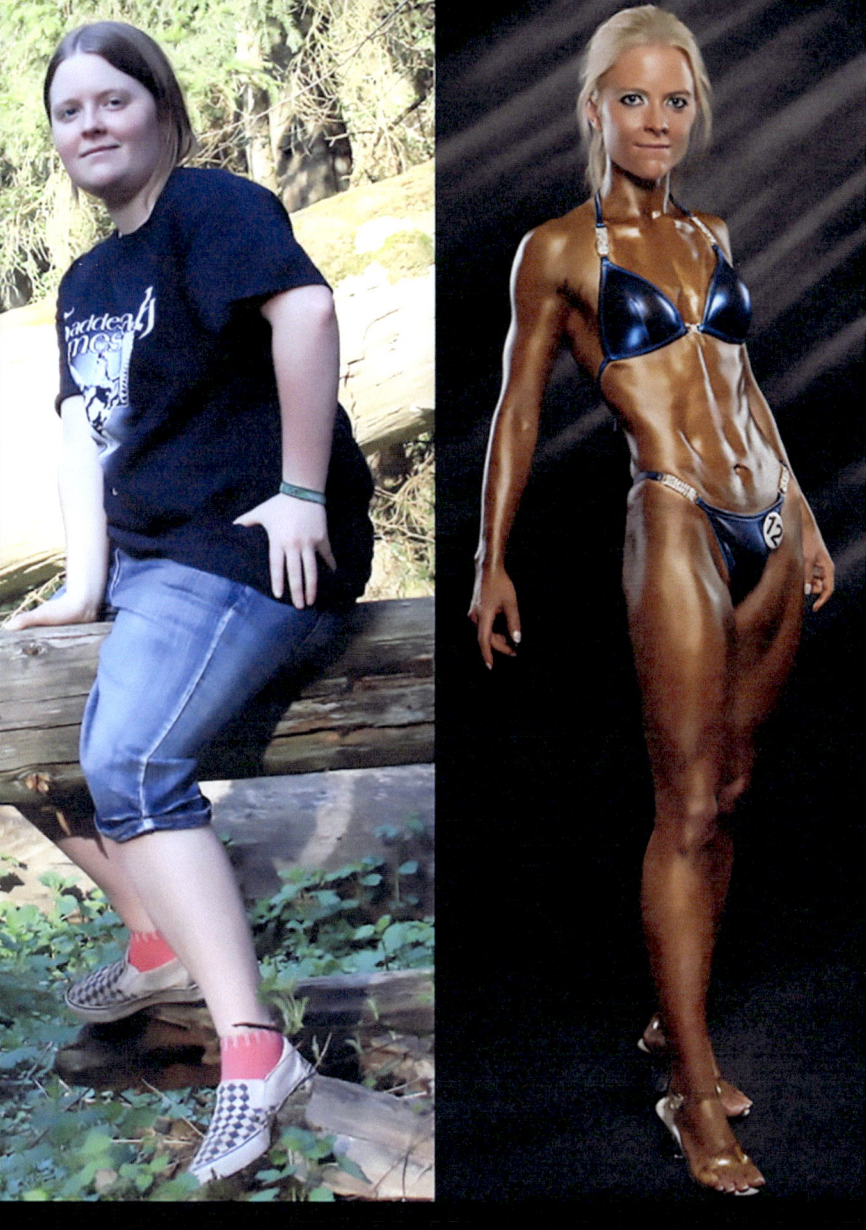

Zwei Extreme – meine Transformation von etwa 2010 bis 2015

Mein Weg zur Bühne

Wo nun genau meine Leidenschaft zum Sport anfing, kann ich selbst nur schwer einschätzen. Fest steht jedenfalls, ich mochte schon immer die Natur. So steht mein Elternhaus in einer kleinen saarländischen Gemeinde recht nahe am Wald, wo es mich schon immer hinzog.

Ich kann mich an die 800-Meter-Läufe meiner Grundschulzeit erinnern. Gut war ich nie. Das Gegenteil war der Fall, ich war immer eine der Letzten, womit ich mich auch nie so richtig abfinden konnte. Nicht, dass ich den schnelleren Läufern es nicht gegönnt hätte, im Gegenteil. Oft war ich einfach nur enttäuscht von mir selbst. Warum konnte ich nicht auch mal so schnell wie die anderen sein?

Auf der weiterführenden Schule war dann der 800-Meter-Lauf zu einem knapp Vier-Kilometer-Lauf geworden, wobei das Laufen selbst immer Spaß gemacht hatte. Doch ich wurde nicht mit »sehr gut« beurteilt und zufrieden mit meiner Leistung war ich auch hier nicht. Ich wollte auch »sehr gut« sein.

Gut war ich dafür, zum Ärger mancher männlichen Klassenkameraden, im Fußball. Nachdem ich die Tanzgruppe meines Heimatortes verlassen hatte, ging ich zu den Jungs zum »Bolzen« und wurde in unserem örtlichen Fußballverein aktiv. Da war ich gut, bis zu dem Punkt, als man mir sagte: »Mit den Jungs kannst du nicht mehr spielen, du musst in eine Mädchenmannschaft.« Da habe ich dann recht schnell die Lust verloren. Wahrscheinlich, weil ich schon immer besser mit Jungs klarkam.

Nebenher ging ich noch reiten. Den Vereinssport gab ich irgendwann auf. Kicken tat ich nur noch mit dem einen oder anderen Nachbarsjungen auf einem kleinen Wiesenstück am Ortsrand oder auf der Straße. So widmete ich mich einige Jahre den Pferden, bis wir unsere zwei Ponys aus privaten Gründen verkaufen mussten. Danach folgte die ach so böse Jugend – Partys feiern, Alkohol, erster Freund, wobei der Sport auf der Strecke blieb und das, obwohl meine Eltern – meistens, wenn wir bis zum Mittag schliefen, weil die Nacht durchgezecht oder mit Horror-DVDs zum Tag gemacht worden war – immer sagten: »Geht raus und bewegt euch doch mal an der frischen Luft!« Hier hätte ich mir im Nachhinein gewünscht, sie hätten mich mehr zum Sport gedrängt wie zu manch anderen Sachen, unnötige Schulthemen zum Beispiel. Lernen für Dinge, die wir im späteren Leben eh nicht mehr brauchen. Aber das ist ein anderes Thema.

Somit begab ich mich, fernab meines sportlichen Berufswunsches als Pferdewirtin im Rennsport – wie ironisch, da wollte ich wohl die Pferde rennen lassen, weil ich selbst ja nie schnell war –, in die Lehre eines Gärtners. An den Wochenenden wurde weiterhin gefeiert und der Sport verlor sich ganz, einhergehend mit meiner Leichtigkeit von 42 Kilo bei einer Größe von knappen 153 Zentimetern. Mit den Jahren wuchs auch die Kiloanzahl, bis ich irgendwann über 78 Kilo erreicht hatte. Ich wusste, dass ich zu viel auf den Rippen hatte, womit auch mein Unwohlsein stieg. Als ich mich dann jedoch auf einer Videoaufnahme sah, konnte ich es selbst kaum fassen. Da war mir endgültig klar: Ich muss etwas tun. Aber schnell!

Die erste Zeit des Handelns war recht passiv. Ich schaute viele Trainingsvideos bekannter Youtuber und fing an zu joggen. Nach und nach kamen Erfolge. Sogar sehr schnelle Erfolge, die allerdings nie lange hielten, weil ganz einfach die Ernährung nicht stimmte. Ich machte viel zu lange Ausdauersport, hungerte dabei und war frustriert, dass ich nicht weiter abnahm, und begab mich wieder in die Frustfresserei. Der typische Teufelskreis.

In der Zwischenzeit stand ich das erste Mal auf der »Fibo« (der weltweit größten Messe für Fitness, Wellness und Gesundheit) im Jahr 2013, dann neben den Bodybuildern Ramona Valerie Alb und Mischa Janiec. Ab da wusste ich: Hier gehöre ich hin. Aber dafür, so war mir klar, musste ich richtig was tun. Also noch mehr Videos anschauen und Zeitschriften lesen mit dem Unterschied – mehr Ernährungswissen. Zwar ging mein Gewicht doch noch etwas hoch und runter, aber die Richtung allgemein stimmte zumindest.

Als Kind der 80er, auch wenn nur noch zart angehaucht, trackte ich meine Ernährung, jedoch ohne Smartphone. Mit Zettel und Stift am Kühlschrank und Dreisatz-Rechnung bei jeder Essenspackung zerlegte ich mir Kilokalorien und Makronährstoffe. Trainingspläne erstellte ich mir selbst. Mit der Ernährung funktionierte es – mehr oder weniger – gut, womit ich nach etwa vier Jahren 2014 wieder mit 42 Kilo dastand. Endlich hatte ich mein Ziel erreicht, aber ich war nicht zufrieden. Mein Wunschgewicht hatte ich zwar erlangt, jedoch gefiel mir mein äußeres Erscheinungsbild trotzdem nicht. Nun wollte ich wissen, wie meine Bauchmuskeln aussehen können. Aber:

Dazu müsste ich mein Körpergewicht unter 42 Kilo bringen. Mir war klar, das wäre alles andere als gesund. Also gönnte ich mir einen Coach, Julien Hoffmann. Er brachte mich damals auch zum GNBF e. V. (German Natural Bodybuilding & Fitness Federation e. V.), den ich seit 2016 ehrenamtlich als Bundeslandrepräsentantin für das Saarland vertreten darf.

Die Suche nach einem Trainer

Mein damaliger Coach Julien wohnte in Berlin. Ein Ferncoaching hatte ich zuvor nie in Betracht gezogen, wegen der Äußerungen damaliger Fitness-Youtuber und angeblicher Lifestyle-Gurus. Aber ich mag hier nicht alle verteufeln, denn schließlich waren oder sind auch einige dabei, denen ich mein jetziges Dasein als Athletin verdanke. Dennoch glaubten einige zu wissen, dass eine Fernbetreuung nicht funktionieren würde.

So wollte ich zu Anfang einen Trainer aus meiner Umgebung, fand aber niemanden. Irgendwie sagte mir hier niemand zu. Definitiv wollte ich aber jemanden vom Fach. Jemanden, der »das Ganze« schon einmal selbst mitgemacht hatte. Ein Gefühl sagte mir, eine persönliche Betreuung wird das hier nicht. Ein Trainer, der mich mindestens einmal pro Woche von Angesicht zu Angesicht sehen würde, diesen Gedanken hatte ich schnell verworfen.

Und warum suchte ich eigentlich nach jemand Fremdem? Wieso nahm ich mir nicht eine Person zur Seite, von der ich eh schon überzeugt war? Jemanden, der mich inspirierte und dessen Ansichten ich teilte. So fiel meine Wahl auf Mischa Janiec. Also schrieb ich dem damals in Bienne

(Schweiz) wohnenden, muskelinspirierenden Menschen in der Hoffnung, dass er sich meiner annehmen würde. Doch sein Kundenstamm war überfüllt, ich bekam eine Absage.

Enttäuscht saß ich da und dachte kurz, dass das alles vielleicht nicht sein soll. Schnell schob ich den Gedanken jedoch wieder von mir und warf ihn in den imaginären Mülleimer. Ich war fest davon überzeugt: Ich mache eine Wettkampfvorbereitung – JETZT! Und zwar richtig, alles mit Hand und Fuß.

Im Jahr zuvor hatte ich selbst versucht, mir mein Sixpack freizuschaufeln. Rat einzuholen, hatte ich lange genug aufgeschoben. Doch nun war der richtige Zeitpunkt.

Die Inspiration meiner Inspiration – der richtige Coach

Mischas Absage ließ mich weiterfragen und -suchen. Wenn der eigentliche Favorit Nein sagt, dann hol ich mir doch einfach den Coach vom Coach. Das nächste Schreiben ging also nach Heidelberg an Nicolas Rojas, der muss schließlich noch besser wissen, wie das Ganze funktioniert. Jedoch hatte auch er keine Kapazitäten mehr frei, bot mir aber an, mein Anliegen an Julien, einen Trainer seines Athletenteams, weiterzuleiten. Er hätte noch Plätze frei. Ich war einverstanden.

»Was genau hast du vor?«, fragte mich Julien.

»Ich will eine Wettkampfvorbereitung mitmachen, um zu sehen, ob ich das auch kann. Allerdings nur als Testlauf. Ich werde definitiv nicht auf die Bühne gehen. Nicht in so einem knappen Bikini und schon dreimal nicht auf Schuhen mit Absatz. Das bin ich nicht«, antwortete ich.

»Klar, wenn du das so möchtest«, sagte Julien und wurde mein Coach, und zum Formcheck wurde Nicolas Rojas mein Betreuer.

Die ersten Schritte

Vorbei an einer Tankstelle betrat ich über einen kleinen Hof eine ehemalige Autowerkstatt, das Jukadio Gym in Heidelberg. Hier traf ich Nico, der sich ein genaues Bild von mir machen wollte. Gespannt wie ein kleines Kind auf Geschenke wartete ich auf den Mann mit den lockigen Haaren, den ich bisher nur aus ganz wenigen Youtube-Videos kannte. Als mein Betreuer um die Ecke bog, freute ich mich und fragte mich zugleich: Mache ich das gerade wirklich oder träume ich das nur? Lasse ich mich gerade wirklich im Wettkampfbodybuilding coachen? Nico begrüßte mich mit einer herzlichen Umarmung, als würden wir uns schon länger kennen. Mein Gefühl sagte mir, dass ich hier genau richtig war.

Ich erzählte von meinem letzten Jahr mit dem sportlichen Alleingang, was ich getan und was ich nicht getan hatte sowie von meinen anfänglichen fast 80 Kilo.

»Da hast du ja doch schon einiges getan«, entgegnete mir Nico und stellte mir dann Fragen zur weiteren Vorgehensweise. Ungern wollte er mich jetzt schon in eine Wettkampfvorbereitung schicken, denn meine etwa 43 Kilo waren ein zu niedriges Wettkampfgewicht. »Du solltest zuerst noch etwas Muskulatur aufbauen, bevor du in eine Vorbereitung gehst«, sagte er.

Die ganzen Jahre hatte ich versucht abzunehmen, was mir ja auch gelungen war. Doch jetzt sollte ich wieder zunehmen? Scheißegal, Simone, dachte ich, es ist dingfest. Du bist doch schon genau da, wo du sein wolltest. Du sitzt gerade vor deinem Betreuer bzw. zweiten Coach, der dir sagen will, wie's geht. Also sagte ich: »Okay, dann machen wir das so.«

Zwar etwas enttäuscht, nicht direkt in die heiß ersehnte Wettkampfvorbereitung zu gehen, verließ ich trotzdem überglücklich und zufrieden Heidelberg und trat meine Heimreise an. Mein Gefühl flüsterte mir zu: Das wird was!

Der entscheidende Punkt – Aktion Großmaul

Stolz erzählte ich Familie, Freunden und Arbeitskollegen, endlich einen persönlichen Trainer zu haben. Doch richtig jucken tat das scheinbar niemanden außer mir selbst, das dafür aber umso mehr. Endlich wusste ich, was ich angehen wollte, und das sogar mit einem Ziel, nämlich einer Wettkampfvorbereitung. Das so ziemlich erste Mal entscheide ich mich aus mir selbst heraus – für meinen Weg. Ein Jahr Muskeln aufbauen. Ein Jahr noch warten, bis es richtig losgeht – das fiel mir schwer. Doch dann dachte ich an all die Jojo-Jahre der Gewichtsschwankungen und lachte. Ein Jahr, was war jetzt noch ein Jahr? Mein halbes Leben drehte sich um Training. Während der Arbeit dachte ich an Training, während des Essens, während des Schlafens. Selbst während des Trainings dachte ich an Training. Auf der Baustelle überlegte ich, wie ich Muskeln durch meine Arbeit aufbauen könnte. Schubkarren-Shrugs, Gießkannen-Curls, Bottich-Kreuzheben und Betonsack-Kniebeugen – die meisten fanden mich amüsant, doch ich meinte es todernst. Die einzige Frau unter über zwanzig Männern manifestierte sich – in Form von Muskeln. So baute ich auf. Ein Jahr lang.

Ausgangszustand

Endlich war es so weit – ein Jahr war vergangen und man schrieb das Jahr 2015. Habe ich eigentlich schon einmal erwähnt, dass ich gerade Zahlen hasse und ungerade lieber mag? Na ja, ein anderes Thema. So startete meine knapp vier monatige Wettkampfdiät mit 49 Kilo Kampfgewicht, wohlgemerkt bei 152 cm Größe, und satten 2500 kcal. Früher habe ich echt viel gegessen, nicht umsonst war ich mal – fett?! Ich frage mich auch heute noch oft, wie viel und was ich mir damals alles so unter der Nase reingesteckt habe, denn die jetzige Energie über eine gesunde Ernährung ohne Süßigkeiten & Co. aufzunehmen, fällt nicht gerade leicht, obwohl ich zu meinen runden Zeiten das Essen zu meinen Hobbys gezählt habe.

»Mal sehen, wenn du gut genug bist, kannst du ja vielleicht doch auf die Bühne«, sagte Julien irgendwann.

Dass ich das schaffen würde, erschien mir tatsächlich gar nicht so unmöglich, aber ich wusste: Ich stelle mich nicht halbnackt auf eine Bühne und schon dreimal nicht auf hohen Hacken! Bei diesem Gedanken fällt mir gerade mein Unterricht für die Trainerlizenz ein, der menschliche Verstand kennt kein »Nein«, also immer alles positiv formulieren. So erzählte ich wieder voller Stolz Familie und Freunden davon, endlich in einer Wettkampfvorbereitung zu sein, im Wettkampfbodybuilding – natürlich nur so, als Testlauf. Bei einem Arbeitskollegen legte ich während der Arbeit dann so richtig los und warf mit Worten wie »mein Sixpack«, was mir selbst ja noch unbekannt war, wild und voller Euphorie um mich. Verdutzt, aber irgendwie auch belustigt guckte er mich an. Nimmt der mich überhaupt ernst oder lacht der gerade über mich, fragte ich mich. Nehme ich mich selbst überhaupt ernst? Simone, sagte ich zu mir in Gedanken, was tust du da gerade überhaupt? Und dann: nicht weiter darüber nachdenken, einfach machen! Die Worte meines damaligen Arbeitgebers »nicht denken, du wirst schließlich fürs Tun bezahlt« trafen ausnahmsweise den Punkt – allerdings hier nicht zu seinen Gunsten. Meine Gedanken sagten: Simone, das wird ernst!

So träumte und trainierte ich weiter auf mein Sixpack hin, obwohl ich mir gar nicht so richtig vorstellen konnte, wie ich mit Waschbrett- statt Waschbärbauch aussehe. Doch scheinbar fand ich Gefallen daran, Leute dumm aus der Wäsche gucken zu lassen, unbewusst natürlich. So stand ich wieder mit dem Kollegen auf der Baustelle und da es für mich gerade kein anderes Thema gab, redeten wir – wer hätt's gedacht – über Training. »Stell dir doch mal vor, ich steh dann da auf so 'ner Bühne mit so 'nem Bikini«, sagte ich. Diese Situation hätte ich zu gerne als außenstehende Person beobachtet. Ich wüsste heute noch gern, wer dummer geguckt hat, der Kollege oder ich. Was um Himmels willen hatte ich da gesagt? Bühne und Bikini in einem Satz und dazu auch noch ich? Super, Simone, ganz toll, du bist ein Großmaul. Das kannst du jetzt nicht mehr so einfach im Raum stehen lassen.

Meine Triebfeder – ich bin vieles, aber kein Großmaul

Zwar war ich normalgewichtig, aber dennoch fühlte ich mich noch immer wie das kleine, dicke Mädchen, das niemand ernst nehmen wollte. Ich im knappen Bikini auf der Bühne – was hatte ich mir dabei nur gedacht? Und dann hatte ich das auch noch vor anderen laut geäußert. Da stand ich nun mit einem leichten Hauch von Unwohlsein. Die Angst, meiner großartigen Ansage nicht gerecht zu werden, war der beste Motivator überhaupt. Dass ich mich damit in einen ungewollten Zugzwang gebracht hatte, war mehr als Gold wert. Auch wenn ich damals vieles auf mir sitzen lassen habe, eines konnte ich nicht stehenlassen: dass mich jemand als »Schwätzbrett« oder »Tönespucker« sieht.

Die meisten grinsten und scheinbar keiner traute es mir zu. Der Gedanke an meine Bekannten aus den früheren dicken Zeiten und der Ausdruck auf ihren Gesichtern, wenn ich es tatsächlich schaffen würde, belustigte mich. Wobei ich dumme, verdutzte Gesichter derzeit genug sah. Entsetzte Gesichter waren noch besser. Alte Kontakte erfuhren deshalb nichts von Sixpacks, Bikinis und angesprühten braunen Körpern. Sie sollten das Ganze erst sehen, wenn es so weit war. Dann wäre meine Transformation umso positiv erschreckender. So motivierte ich mich mit Gedanken – Worten müssen aber Taten folgen.

Montagmorgen und die Arbeitswoche fängt an. Bei der Mehrheit der heutigen Gesellschaft heißt das wohl: »So ein Mist.«

Der Chef nervt, die Kollegen quengeln, der Schreibtisch liegt voller Arbeit, das Wochenende verlief vielleicht nicht allzu harmonisch, weil der Partner oder die Freunde nur Spaß am Nörgeln hatten. Zu all dem ist vielleicht noch schlechtes Wetter. Super Wochenstart!

Angespannt kommen Sie zur Arbeit und genauso angespannt und genervt kommen Sie auch wieder nach Hause. Nun wissen Sie gar nicht mehr, wo Sie lieber sein möchten: auf der Arbeit oder zu Hause. Auf der Arbeit unterlaufen Ihnen Fehler und zu Hause fällt Ihnen die Decke auf den Kopf. Sie müssen einfach raus! Raus in die Natur, einfach mal ein wenig gehen. Vielleicht laufen Sie sich auch regelrecht die schlechtgelaunte Seele aus dem Leib, im wahrsten Sinne des Wortes. Damit trennen Sie Körper und negative Gedankengänge voneinander. Gleichzeitig führen Sie durch die körperliche Betätigung Körper und Geist im Positiven wieder zusammen.

Manchmal fällt es leichter, schlechte Gefühle und Gedanken loszulassen, wir sind geduldiger. In dem Fall reicht ein kleiner Spaziergang an der frischen Luft schon aus. Manchmal ist es jedoch etwas schwieriger, das Negative wegzuschicken, wenn wir zum Beispiel nicht so geduldig sind. Wir möchten es trotzdem gerne schnell loswerden. Und deshalb laufen wir eben schnellstmöglich los und lassen die angeblichen Probleme einfach verdutzt dreinschauend hinter uns stehen, sodass sie gar nicht mehr hinterherkommen. Und wir laufen, bis sie nicht mehr sichtbar sind.

Ein Natural Bodybuilder geht zwar auch mal laufen, aber meist geht er ins Gym. Hier werden die weniger guten Gedankengänge »weggedrückt«. Und wenn es wirklich mal Probleme oder schwierige Situationen gibt, dann stellt ein Natural Athlet sich diesen. Er »hebt« angeblich Schlechtes auf und macht es zu einer positiven Kraft sowie zu positiven Gedanken. Danach ist er wieder frei und alles kann zum Guten angegangen werden.

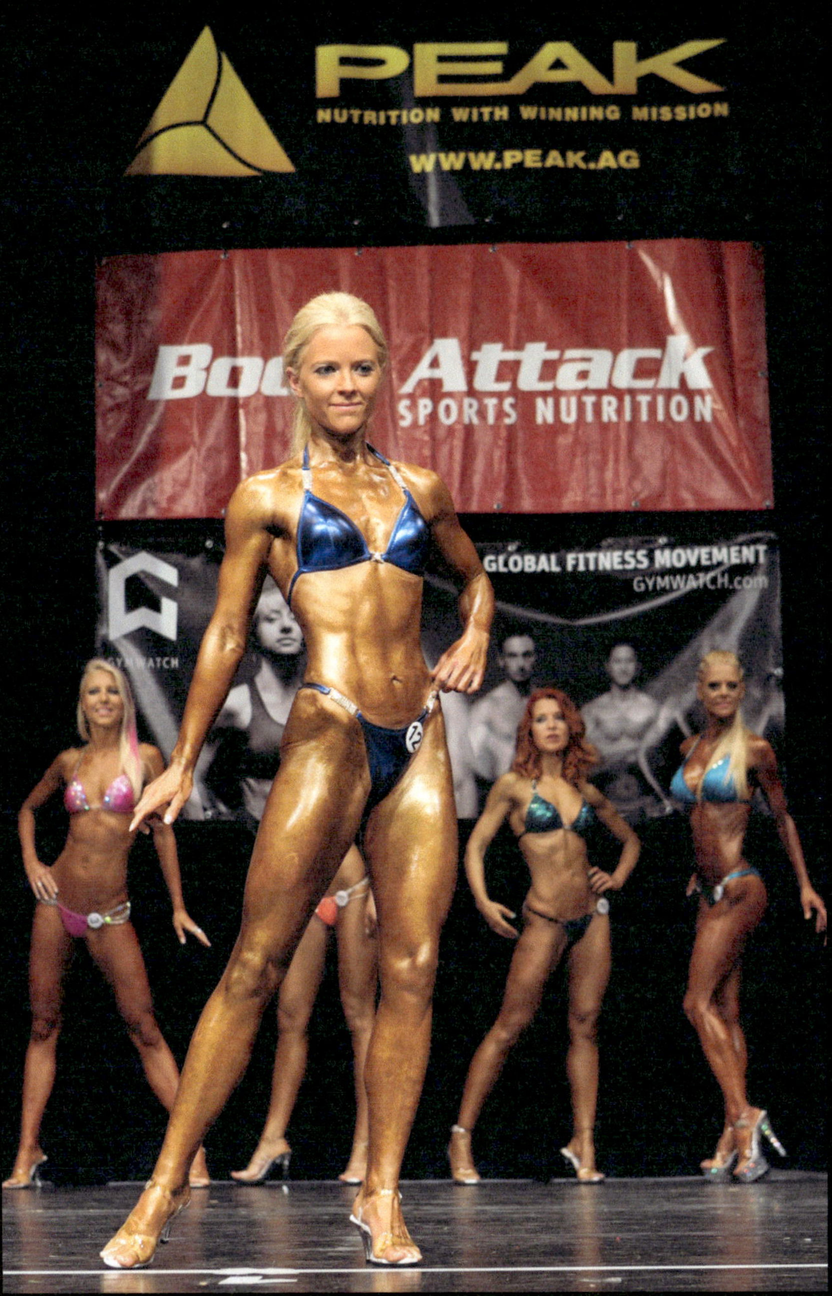

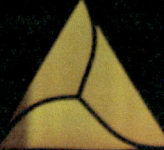

Mein Bühnendebüt im Jahr 2015

Es ist so weit, mein Bühnendebüt steht an

Etwa vier Wochen vor dem Wettkampftermin fragte ich mich, wie es wohl auf so 'ner Bühne ist. Ich malte mir Bilder aus, wie es ist, im Scheinwerferlicht zu stehen. Bei dem Gedanken daran musste ich schmunzeln. Ein leichtes Glücksgefühl machte sich in mir breit und dennoch war es seltsam. Eigentlich bin ich niemand, der gern im Rampenlicht steht. Trotz allem fühlt es sich richtig an, mal davon abgesehen, dass ich nicht als Großmaul abgestempelt werden wollte und der noch imaginäre Bikini zwischen meinen Pobacken zwickte. Ja, ansonsten fühlt es sich klasse an!

»Four Weeks out«, so sagen sie immer in den Youtube-Videos. 28 Tage noch bis zum sogenannten Tag X. Wieder stand ich in der ehemaligen Autowerkstatt in Heidelberg. In Sportunterwäsche machte ich (für mich) ungewohnte, kürähnliche Bewegungen, während mein Betreuer Nico diese beurteilte. »Doch, ich würde sagen, das reicht für die Bühne«, sagte er schließlich.

Unglaublich! Aus meiner anfänglichen Bühnenscheu wurde nun seltsamerweise Euphorie. Selbst in diesem Moment der Freude war mir immer noch nicht ganz bewusst, wie stolz ich eigentlich auf mich selbst war. Ich durfte auf die Bühne. Ich durfte im knappen Bikini und auf hohen Hacken on Stage! Das Großmaul war doch nicht nur ein Großmaul, YEAH!

Auf den Kofferraum meines Autos klebte ich den Aufkleber des Sportverbandes und an meinen Rückscheiben heftete, mit etwa 180 Tesastreifen befestigt – dass ich dazu keine Nägel in die Scheibe geschlagen hatte –, das dazugehörige Wettkampfplakat. *Erste internationale Deutsche Meisterschaften im Natural Bodybuilding* « war nun auf beiden Seiten meines Autos zu lesen. Das Plakat zeigte braun angemalte (sind das Menschen?) Personen in seltsamen Posen. »Bodybuildingmeisterschaften, oha. Gehst du dir das anschauen?«, fragten die Leute.

»Nee, ich mache mit«, sagte ich.

Gesichter sagen mehr als tausend Worte, lustig!

Am 2. Mai des Jahres 2015 betrat ich den Einschreiberaum des Edwin-Schaff-Hauses in Neu-Ulm. Obwohl ich wusste, dass ich wirklich hier war, kam es mir vor wie ein Film, wie ein Traum. Ich fühlte mich, als wäre ich in einem dieser Youtube-Videos, die ich mir die ganzen Jahre zuvor angeschaut hatte. Nun war ich aber mittendrin! Ich war Teilnehmerin einer Meisterschaft im Wettkampfbodybuilding. So richtig glauben konnte ich das allerdings immer noch nicht. Aber ich dachte: Jetzt zeig ich es allen, vor allem aber mir selbst. Zugegeben, auf den Hacken fühlte ich mich echt alles andere als sicher und ich selbst. Aber es gehört nun mal dazu. Wenige Sekunden vor dem Auftritt fühlte ich mich im Backstagebereich immer noch wie in einer Art Seifenblase, wie in einem Traum. Dann der Moment auf der Bühne. Irgendwo in mir war immer noch das dicke Mädchen und gleichzeitig war ich jemand anderes. Sechzehn Wochen Diät lagen hinter mir, ohne auch nur ein Bonbon, nicht einmal an Schokolade habe ich genuckelt und kein einziges Kaugummi gekaut. Kein Süßgeschmack, nein, in keiner Weise, bis auf die acht Bananen mit Zimt am Vorwettkampftag zum sogenannten »Laden«. Sechzehn Wochen hartes Training und strikte Ernährung ohne Ausnahmen. Die letzten zwei Wochen hatte ich mir allerdings Urlaub nehmen müssen, da ich teilweise nicht mehr wusste, ob ich mich aus dem höher gelegenen Firmenwagen abseilen oder vielleicht einfach auf die Baustelle fallen lassen sollte.

Und nun stand ich da, auf der Bühne, auf hohen Hacken, und hatte mein Ziel mehr als erreicht. Mit Platz elf von vierzehn Athletinnen ging ich von der Bühne. Klar hätte ich mich über eine höhere Platzierung gefreut – wer anderes behauptet, lügt meines Erachtens –, aber das Gefühl, die eigenen Erwartungen übertroffen zu haben, war mehr wert als jede Platzierung, jede Medaille, jeder Pokal und alles Materielle der Welt.

So ging ich doch zufrieden von der Bühne und hatte den Anfang des großen Glücks erfahren.

Nach dem Wettkampf ...

Manche behaupten ja, so eine Vorbereitung auf einen Wettkampf gut wegstecken zu können. Ziemlich locker, so ganz ohne Launen. Das kann ich mir nur sehr schwer vorstellen. Wenn ich mich an meine damaligen Wutattacken oder die eine oder andere dünnhäutige Situation meinerseits erinnere, dann muss ich sagen: Da war ich alles andere als locker, zumindest damals. Mit der Reduzierung der Kohlenhydrate scheint wohl auch die Dicke des Geduldsfadens abzunehmen.

Wie oft habe ich gesagt: »So etwas mache ich nie mehr! Einmal, nur um zu sehen, ob ich das wirklich schaffe, dann ist definitiv Schluss, das ist doch kein Leben.« Nicht selten kam mir der Gedanke, das Vorhaben, auf die Bühne zu gehen, abzubrechen. Oft fragte ich mich, wieso ich das überhaupt mache. Wenn du dann allerdings den Tag X erreicht hast und ganz genau weißt, alles gegeben, das Bestes aus dir herausgeholt zu haben, mehr noch als 100 Prozent, dann fühlst du deutlich, wieso du es gemacht hast – und es wieder tun wirst.

Direkt nach dem Wettkampf wurden die Sachen eingepackt und die Fahrt nach Hause angetreten. Ein »Cheat Meal« in diesem Sinne gab es an diesem Abend nicht mehr, denn ich freute mich auf das am Folgetag vereinbarte Mittagessen bei meinen Eltern.

So kam ich mit meinem damaligen Freund um etwa halb zwei Uhr in der Nacht wieder zu Hause an. Total fertig mit den Nerven, konnte ich allerdings nicht so einfach in mein Bett fallen. Um den Schlaf genießen zu können, musste ich noch diese goldbraune Pampe von meinem Körper abwaschen. Mitten in der Nacht stieg ich also in die Wanne und bediente mich meiner Peeling-Bürste und rieb mir die Tanningfarbe erst ab und dann direkt wieder drauf. Durch den darin enthaltenen Anteil an Öl wollte sich das Ganze nicht so einfach von meiner Haut runterwaschen lassen. Die Bürste klebt ekelhaft und das Ganze fühlt sich an, als würde ich den hartnäckigsten Kleister aller Zeiten über meinen Körper verteilen. Ich nahm also mein Gesichtspeeling zu Hilfe und mit nur zwei bis drei Wischbewegungen löste sich das klebrige Etwas von meiner Haut, bis ich erneut Peeling auf die Bürste auftragen musste. Schnell merkte ich also, dass das alles nichts bringt und kochte fast vor Wut, weil ich nur in mein Bett wollte. Die Sauberkeit meines Körpers hatte aber in diesem Moment die gleiche Priorität.

Ich dachte an unkonventionelle Körperreinigungsmittel und verwarf schnell einen aufkommenden Gedanken. »Das kannst du deiner Haut nicht antun, Simone«, sagte ich zu mir selbst, während ich wie ein verzweifeltes Kleinkind in der Wanne stand. Doch der Zwang, dieses »Aschenbrödel-Gefühl« loszuwerden, ließ mich Unsinniges tun.

ACHTUNG: Wenn Sie nun folgende Zeilen lesen, bitte halten Sie sich ganz stark an irgendetwas fest oder setzen Sie sich hin, damit Sie nicht umfallen.

Mit dem Gedanken, dass Oma bei allem Wohnungsschmutz immer dasselbe Mittel genommen hat, griff ich verzweifelt zur Scheuermilch. Und siehe da, diese ist nicht umsonst altbewährt, damit löste sich Aschenputtel in Luft auf, wobei die Haut anschließend tatsächlich kein bisschen angegriffen wirkte, sondern babyweich und zart war. Und so legte ich mich gegen drei Uhr am Morgen überaus gereizt, aber ebenso überaus glücklich in mein wohlverdientes Bett und dachte so bei mir: Das darf ich niemandem erzählen.

Was ich für einen sogenannten »Scheißfraß« zuerst vertilgt habe, habe ich leider nicht mehr in Erinnerung. Eines jedoch habe ich umso intensiver noch im Kopf: die erste Mahlzeit am Tisch meiner Eltern. Ich glaube, es gab Bratenfleisch und Gemüse. Meine Mutter fragte noch, ob sie nicht noch Nachspeise, Kuchen oder Pudding oder sonst was Süßes machen sollte. Doch ich wollte einfach nur ganz normales, ausgewogenes Essen, dafür aber all I can eat. Als ich dann den Teller vor mir stehen hatte, habe ich mit den Tränen ringen müssen. Ich weiß, das ist schwer nachvollziehbar, doch es war tatsächlich so. Das Essen vor mir auf meinem Teller war so eine Pracht, so wertvoll, kostbar, solch ein Reichtum. Wie überaus glücklich ich mich auf einmal schätzte, mitsamt der Welt um mich herum etwas zu essen auf dem Teller zu haben. Ich kann kaum beschreiben, wie sehr ich mit der Wettkampfdiät, die wirklich an die Grenzen des körperlichen Daseins ging, die uns zur Verfügung stehende

Nahrung zu schätzen gelernt habe. Ich sah in vielen kleineren Dingen auf einmal etwas viel Größeres. Fast alles war etwas ganz Besonderes. Erst da wurde mir so richtig bewusst, in welchem Überfluss wir doch leben, in dem es niemandem in irgendeiner Weise an irgendetwas mangelt.

Mit dem sogenannten Ausdiäten einen Monat nach meinem Bühnendebüt hielt ich meine Figur noch super über eine gesunde Ernährung, bis die Eskalation kam. In der fünften oder sechsten Woche nach Tag X nahm ich in einer Woche satte sieben Kilo zu. Natürlich war vieles davon Wasser zwecks der Kohlenhydrate, aber – Heidewitzka – was hatte ich mich da wieder selbst in meiner Maßlosigkeit schockiert und an meine »fetten Jahre« erinnert. Solch eine Eskalation der Fresslust schien allerdings im Wettkampfbodybuilding gang und gäbe zu sein, wie ich feststellte, als ich mich so nach und nach mit einigen Athleten unterhielt. Wenn du jedoch einmal weißt, wie dein Körper auf gewisse Lebensmittel und ein bestimmtes Training reagiert, dann sind diese »paar« Kilo schnell wieder unten und du pendelst dich recht schnell auf deinem Wohlfühlgewicht ein.

Also trainierte ich weiter, futterte jedoch etwas zu viel und fühlte mich mit erneuten 49 Kilo nicht wohl mit meinem Spiegelbild. Ich setzte mir erneut ein eigenes Ziel. Die meisten Menschen lassen sich über die Weihnachts- und Neujahrsfeiertage meist so richtig gehen und starten mit guten Vorsätzen ins neue Jahr. Wieso sollte ich dem nicht schon vorgreifen? Dann könnte ich mich doch noch mehr auf Weihnachten freuen, so dachte ich und machte es auch. Kurz vor Weihnachten hatte ich mein Ziel und Wohlfühlgewicht von 46 Kilo erreicht, gönnte mir an Weihnachten, wonach mir gelüstete – all I can eat, allerdings mit »Lean-Food« –, und startete so ins Jahr 2016 und hatte alle meine Vorhaben schon längst erfüllt. Was tut man, wenn das Jahr beginnt und die Ziele bereits erfüllt sind? Dann steckt man sich eben neue. So ging es mir seit einiger Zeit durch den Kopf, dass ich mir doch einiges Wissen in der Theorie sowie auch in der Praxis angeeignet hatte. Also wieso sollte ich so eine Wettkampfdiät nicht einmal im Alleingang versuchen? Ich stellte mir vor, wenn mir dies gelänge, dann hätte ich vielleicht auch das Zeug zum Coach und könnte mein Wissen an andere weitergeben.

So startete ich dann meine erneute und eigentlich nicht geplante Wettkampfdiät und war nach schon circa acht Wochen nicht mehr weit entfernt von der Bühnenform, was allerdings viel zu früh war. Es war gerade Ende Februar und der Wettkampf war erst Ende Mai. So konnte ich die Zügel etwas lockerlassen und dachte, eine Form zu erhalten ist mit Sicherheit nicht so schwer, wie eine gute Form zu erreichen. Pustekuchen! Anfang April stand ich in Wettkampfform da und war eigentlich schon wieder ausgemergelt. Um auf der Messe eine gute Form zu präsentieren, war dies zwar von Vorteil, aber wie sollte ich die folgenden Wochen gestalten? Das fiel mir noch schwerer, als es einmal richtig krachen zu lassen, um in Form zu kommen. Nun hatte sich Gott mit Sicherheit etwas dabei gedacht und mein Willen wurde auf Durchhaltevermögen getestet. Allein der Gedanke, dies durchzustehen, ganz aus eigener Kraft, und mich immer wieder selbst zu motivieren, gab mir immer wieder den nötigen Energieschub. Ende April nahm ich an einem Wettkampf teil, um mich durch dieses Zwischenziel in Form zu halten und nicht aufzugeben. Ende Mai stand ich dann zum angestrebten Wettkampftag in meiner Bestform hinter der Bühne im Backstage-Bereich. Das Ziel eines höheren Wettkampfgewichtes hatte ich durch die viel zu kurze Aufbauphase natürlich nicht erreicht, mich dafür aber umso mehr selbst erfahren. Mit knapp 39 Kilo und etwa 4 Prozent Körperfettanteil stand ich im Vergleich zum Vorjahr (mit etwa 8 %) nun noch ausdefinierter da, und das aus eigener Kraft. Sogar 50 Prozent mehr Kalorien konnte ich am Ende der Diät essen als bei dem Mal davor.

Nicolas, mein Betreuer aus der ersten Diät, half mir mit einem weiteren Kollegen, mich braun anzupinseln. In der Halle, die keine Fenster besaß und deren Raumtemperatur mindestens 25° C betrug, stand ich da und fror mir beim Bepinseln regelrecht den Hintern ab. Ich fand es so kalt, dass ich mich zusammenreißen musste. Selten habe ich so gefroren, aber selten auch war ich so bei mir selbst. Mein damaliger Freund begab sich mit meiner Mutter auf eine Stadtbesichtigung. Auf der Matte mit Schlafsack und MP3-Player lag ich nun künstlich gebräunt und wartete auf meinen Bühnenauftritt Nummer zwei. Um mich herum schien keine andere Welt zu existieren, ich war »im Moment«. Meiner Schwester schickte ich über das Handy ein Bild von mir und meiner Situation, worauf sie antwortete: »Oh Gott, ich freue mich so für dich! Ich könnt vor Freude gerade kotzen!« Wie ich sie doch liebe.

Mir war immer noch kalt und mein Puls zählte knapp zweiunddreißig Schläge. Das alles klingt vielleicht komisch, aber Tatsache war: Mir ging's gut! Mir ging es so verdammt gut, dass ich selbst gar nicht mehr wusste, was ich überhaupt denken sollte. Ich dachte in diesem Moment nichts und war einfach nur überglücklich und hatte zum ersten Mal ein Gefühl, das ich bis dato nie gekannt hatte: Das bin ich.

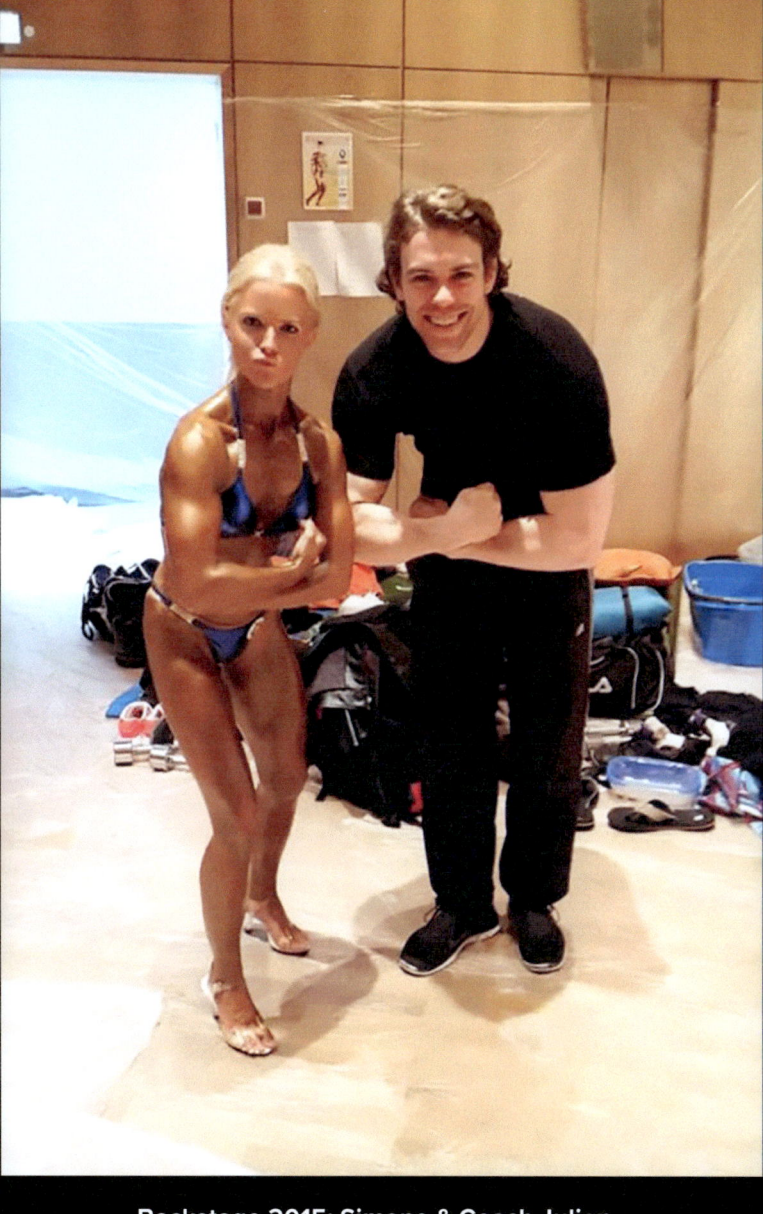

Backstage 2015: Simone & Coach Julien

Nach einer wenig erholsamen Nacht wurde ich wach. Gerade als der Wecker ging, hatte ich etwas Schlaf gefunden, allerdings von einem Albtraum begleitet. Nun hieß es erst einmal: Gedanken und Gefühle sortieren. Das ist jedoch oft gar nicht so einfach.

Noch lag ich in meinem Bett und wusste gar nicht so recht, in welchem Zustand ich mich gerade befinde, wo ich bin und was ich hier überhaupt mache. War ich wach oder träumte ich noch? Sonnenstrahlen fielen durch das Fenster und ließen die weiße Wand vor mir noch etwas heller erscheinen.

Eine weiße Wand, ein neuer Tag, eine neue Chance. Könnte doch nur jeder Tag so unbefangen anfangen wie diese weiße Wand. Ich folgte meiner morgendlichen Routine, indem ich zuerst ins Bad ging. Zähne putzen, waschen, anziehen – so stimme ich mich auf den neuen Tag ein. Das Ritual zieht sich über das Füllen meiner Kaffeetasse und dem anschließenden Gang zum Schreibtisch. Nach nur wenigen Minuten war die wichtigste Arbeit getan, jedoch wurde ich im Kopf wieder unklarer. Meist löst sich der Nebel schnell wieder auf, jedoch nicht heute. Ich fuhr ins Gym. Während des Aufwärmens und auch während jeder Satzphase schweiften meine Gedanken weit fort. Mein Körper war zwar hier, doch mein Geist ganz woanders. Zum Glück erkannte ich die Situation und half mir durch meine selbst entwickelte Konzentrationstaktik: Während ich in der Satzphase durch den Raum ging, nahm ich jeden einzelnen Schritt bewusst wahr und »erzählte« mir jedes einzelne Gefühl und was ich hier gerade tat.

Ich atmete tief ein und fühlte den Filzboden unter meinen Füßen. Langsam bewegte ich mich in Richtung Hantelbank, ich atmete wieder ein und ich atmete wieder aus. Während ich mit meinen Augen den Griff der Kurzhantel fixierte, bewegte sich zuerst meine rechte, dann meine linke Hand zum Griff. Diesen umklammerte ich fest und fühlte kaltes Eisen, irgendwie erfrischend. Ich atmete ein und hielt kurz inne, während ich die Hantel anhob. Langsam und bewusst setzte ich mich auf die Bank und noch bevor ich zum ersten Curl ansetzte und nur daran dachte, merkte ich schon, dass mein Geist mir leicht voraus war. Das Blut in meinem Körper bewegte sich in Richtung meiner Arme. Nun erst fing ich an und ich spürte, wie mein Geist meinen Körper lenkte. Nun war ich wieder da, war im Moment. Ich war wieder im Hier und Jetzt fokussiert.

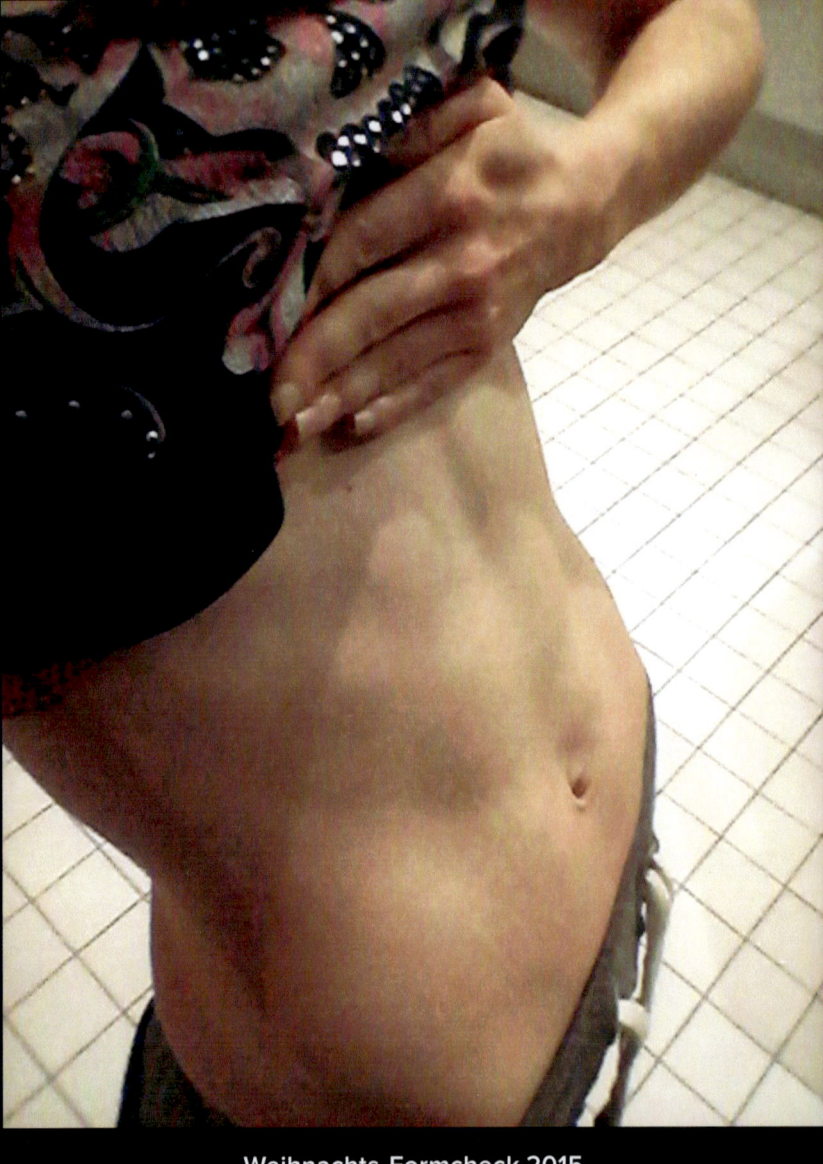

Weihnachts-Formcheck 2015

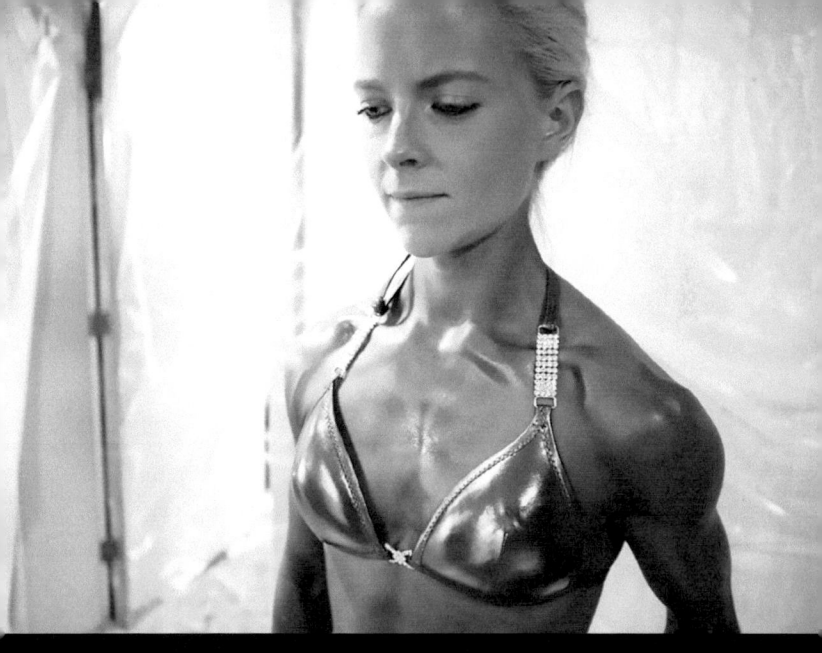

Fokussiert. Kurz vor meinem zweiten Wettkampf im Jahr 2016

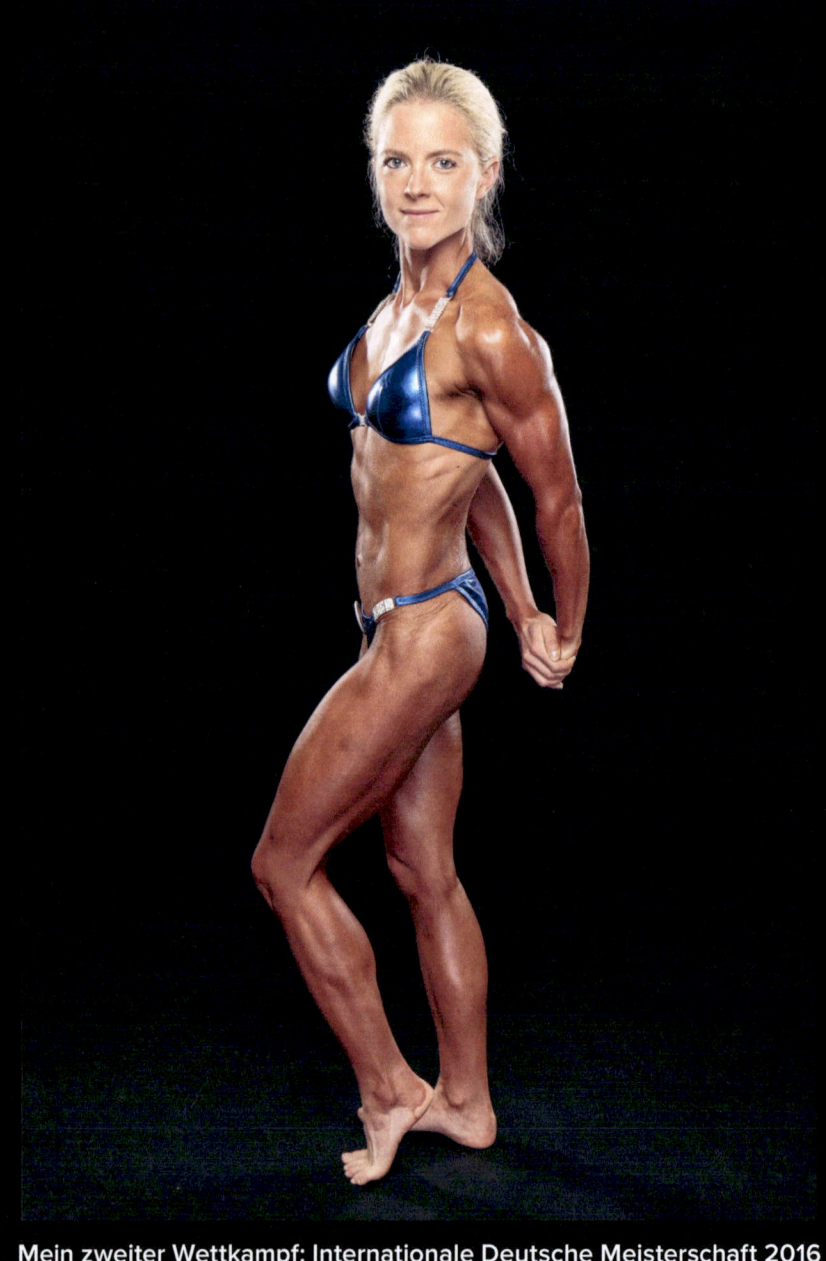

Mein zweiter Wettkampf: Internationale Deutsche Meisterschaft 2016

Das Wunder von

Georgsmarienhütte

Durch die Dunkelheit der Landschaft von Georgsmarienhütte

begleiten mich meine rotleuchtenden Schuhclips,

der Lichtkegel meiner Kopflampe voraus.

Ich dufte Raps.

In der Ferne sehe ich das Stadtlicht,

sich spiegelnd an der Wolkendecke.

Auf dem Spielplatz hinter dem Hotel inmitten Wald,

lasse ich mich wie ein Feuerwehrmann die Stange runter

und komm mir vor, als sei ich bei Ninja Warrior.

Ich atme die kühle, klare Luft

und inmitten dieser Dunkelheit erlangt mich wieder einmal die Erkenntnis -

Wenn man sich selbst hat erfährt man Glück.

Einfach nur Mensch sein, Natur sein.

Dazu braucht man nichts.

Dann hat man nichts

und gleichzeitig alles, was man braucht.

Natural Bodybuilding –
was zwischen den Zeilen steht

Ein ausschlaggebendes Wort fehlt hier noch – Gedanken! Es dürfte jedem klar sein: Um ein Haus zu bauen, braucht es einen Plan. Einen Architekten, aus dessen Gedanken dann ein reales Gebäude entstehen kann. Nicht anders ist es bei einem Natural Bodybuilder. Denken, planen, erschaffen – nur mit dem Unterschied, dass in diesem Beispiel das Haus der Körper ist, indem wir wohnen.

Wie sagte eine Bekannte mal so schön – und nein, sie ist keine Bodybuilderin, sie ist sich schlichtweg einfach nur der Natur des Menschen bewusst und pflegt eine gesunde Lebensphilosophie und körperliche Betätigung in Form von Fitness und einer gesunden Ernährung: »Wenn meine Gedanken nicht stimmen, hab' ich 'nen Scheiß-Körper, und mit 'nem Scheiß-Körper habe ich negative Gedanken.« Woraus sich schlussfolgern lässt, dass der Natural Bodybuilding & Fitness-Lifestyle den Körper mit dem Geist verbindet.

Einige, wenn nicht sogar sehr viele, lesen diese Zeilen und denken vielleicht: »Ach ja, dieses Gelabere von Körper-Geist-Verbindung, gesunder Geist, gesunder Körper … Wahrscheinlich meditieren die auch noch.« Was soll ich sagen? Richtig erkannt! Sie tun es tatsächlich. Sie meditieren, aber sind sich dessen nicht bewusst. Der eine nennt's meditieren, der andre Yoga. Alles dient dem gleichen Zweck und zwar der Körper-Geist-Verbindung. Hier ein ganz banales Beispiel, was jeder kennen dürfte: Die Heimkehr nach einem ausgedehnten Wandertag, am besten im Herbst … Halt, lassen Sie mich ein konkretes Szenario aufbauen: Es ist Herbst, kalte Temperaturen, jedoch strahlender Sonnenschein. Dem Genuss einer zauberhaften Herbstlandschaft kann man sich nur schwer entziehen und so entschließen Sie sich zu einem Spaziergang. Frische Luft, leuchtend buntes Herbstlaub. Ein kleiner plätschernder Bach hier, ein paar Singvögel da, als wie aus dem Nichts eine dunkle Regenwolke auftaucht. Natürlich haben Sie keinen Schirm dabei und eine Regenjacke erst recht nicht. Schließlich hatten Sie nicht mit Regen gerechnet. Wie in einem schlechten Film bekommen Sie nun so richtig gut den »Kittel gewaschen«. Triefend vor Nässe und durchfroren bis auf die Knochen stürzen Sie sich zu Hause erst einmal unter eine schöne, heiße Dusche. Der krönende Abschluss ist dann eine Tasse Kakao unter der mollig warmen Kuscheldecke auf dem Sofa.

Und jetzt, Hand aufs Herz, haben Sie je bewusster Ihren Körper gespürt? Je bewusster die Dusche genossen? Sich regelrecht am Kakao ergötzt? Na also. Und dieses Gefühl rufen Sie bitte hervor, wenn Sie wieder einen Bodybuilder schwärmen hören von »diesem Gefühl nach dem Training«. Dann denken Sie an Herbstspaziergang und heiße Dusche.

Die Dankbarkeit liegt im Kleinen

Es ist Freitagabend und die mehr oder weniger anstrengende Arbeitswoche ist endlich vorbei. Da Sie zum Essen verabredet sind, hechten Sie vom Bürostuhl schnell ins Auto und fahren nach Hause, um sich ein bisschen »aufzubrezeln«. Angekommen im Nobelrestaurant gibt es erst einmal etwas zu trinken. Nach dem Tafelwasser für den Preis eines Wochengehalts eines thailändischen Fabrikarbeiters geht's dann ans mehr oder weniger wohlverdiente Mahl. Es wird geredet und gelacht. Der Tag neigt sich dem Ende zu und nachdem das gesamte Monatsgehalt eines thailändischen Fabrikarbeiters in ein Steak gewandert ist, stürzen Sie zu Hause fix und fertig mit der Welt ins mehr oder weniger wohlverdiente Bett.

Und jetzt noch einmal Hand aufs Herz. Welche Freude ist nun schöner? Steak oder Kakao?

Und wenn Sie nun zum zweiten Mal auf einen Bodybuilder treffen, der sich an der Einfachheit von Reiswaffeln und Quark ergötzt, dann denken Sie hoffentlich wieder an Herbstspaziergang, heiße Dusche und Kakao.

Zum dritten und letzten Mal Hand aufs Herz. Was empfinden Sie als schöner? Die Kette »Bürostuhl – 5-Sterne-Restaurant – Bett« oder »Herbstspaziergang – heiße Dusche – Kuscheldeckenkakao«?

Nobelrestaurant, teures Auto, Goldbesteck – das mag ja alles schön und gut sein. Aber was gibt einem bitte all das goldene Bling-Bling, was einem Sonnenschein und buntes Herbstlaub nicht geben könnte? Was macht den Restaurantstuhl gemütlicher als das eigene Sofa? Warum schmeckt das Steak besser als der Kakao?

Wenn ein Mensch nun spürt, welche Freude das reine Bewusstsein bzw. die Wahrnehmung des eigenen Körpers im Einklang mit der Einfachheit der Natur beschert – und dazu gibt es nun noch banalen Kakao – , sollte da nicht jeder Mensch merken, dass es zum Glück nichts braucht als einen gesunden Körper und einen gesunden Geist?

Mein Weg als Coach

Rückblickend auf meinen zweiten Wettkampf im Alleingang könnte ich diesen auch der Kategorie »Großmaul Nummer zwei« zuordnen. Mit meinen damaligen großspurigen Tönen, mal wieder ohne mir bewusst zu sein, was ich da überhaupt äußere, hatte ich mich erneut in einen gewissen Zugzwang begeben. Die Frage, ob mein Wissen und meine Erfahrungen dazu ausreichten, mich selbst in Bühnenform zu bringen, hatte mir einen noch größeren Motivationsschub gegeben. »Wenn ich das wirklich hinbekomme, dann kann ich das vielleicht auch bei anderen. Daraus könnte ich doch etwas machen«, hatte ich meinen Mitmenschen erklärt. Und wie im vorherigen Kapitel beschrieben, gelang mein Vorhaben ja tatsächlich.

Nun hatte ich wieder das gleiche Problem wie schon im Jahr zuvor. Ich wollte etwas mehr Muskelmasse, um nicht wieder in guter Form so utopisch leicht sein zu müssen. Doch irgendwie erschien mir dieses Ziel nicht motivierend genug, vielleicht weil es kein terminiertes Ziel war, aber ich weiß es selbst nicht genau. Also brauchte ich ein klareres, definiertes Ziel mit einem Tag X oder zumindest mit einem gewissen Zeitraum X.

Ankündigung meines neuen Daseins

Aller guten Dinge sind ja bekanntlich drei. So war ein Jahr nach meinem letzten Wettkampf vergangen und ich saß wieder – oder immer noch – im Firmenwagen meines damaligen Hauptarbeitgebers neben dem Kollegen, der die vergangenen beiden Großmaulaktionen erlebt hatte. Diesmal dachte ich aber tatsächlich noch vor meinen folgenden Worte nach, ob ich diese auch wirklich so meine. Und ich fragte mich, ob ich mich tatsächlich wieder in einen Zugzwang bringen wollte. Kurzerhand antwortete mir meine innere Stimme: »Ja, Simone, genau das sollst du tun, denn bisher hat es dich weiter- und genau dahin gebracht, wo du auch hin sollst.« Also ließ ich es raus, diesmal ganz bewusst: »Komme, was wolle, am Ende des Jahres bin ich Personal Coach«, erklärte ich. Das bedeutete für mich einen Hauptberuf plus Aushilfsjob im Fitnessstudio mitsamt

Nebengewerbe, dann noch den Sport ausüben und zusätzlich – wahrscheinlich zwischen alltäglicher Hausarbeit und Toilettengang – pauken für drei weitere Lizenzen. Ich wusste nicht, wie, aber ich wusste, dass ich es auf jeden Fall hinbekomme. Bisher hatte ja alles so funktioniert. Also folgten den Worten wieder Taten. Und so sah das aus:

31. März 17	Tag 01
05:00	Aufstehen, Mails checken, Abwasch, Kaffee Auf dem Weg zum Gym nehme ich die Wäsche mit in den Keller = Waschmaschine läuft, während meiner Trainingseinheit.
06:15	Studio-Check Systemfehler > Ich mach die Musik!
06:25	Training, Heiß-kalt-Dusche
08:30	Wäsche aufhängen, Mahlzeiten planen, vorkochen etc., Schichtplan, BSA lernen, dazu Kaffee
11:45	Gehirnf*** 1,20 min Couch = fit! Bett beziehen, Tee kochen, SMS-Check
12:45	Leerlauf: lernen!
13:30	Ralf und GNBF-Aktion »Undercover Agent«
15:00	Kaffee mit Anne. Eine schöne Auszeit. Eigentlich will ich auf GNBF-Studio-Tour, aber ich reiß mich zusammen.
16:00	Telefonat mit Robin
17:30	Nahrungsmittel einkaufen
18:00	Unterkalorisch, aber glücklich, Essen!!
20:00	Kapitel 3 des Lehrmaterials fast durch. Telefonat mit Sabine = Planung Shooting. Essen!!
22:00	Abschluss Kapitel 3, Gehirnf*** 2, Bad, Bett!!

01. Apr. 17	Tag 02
05:00	Kaffee, Mails, Mini-Putzgang Bad. Auf dem Weg nach draußen = Waschmaschine läuft, während ich joggen gehe.
07:00	Joggingrunde endet 5 min zu früh am HappyFit – Zeit nutzen zum Dehnen. Kontrollgang HappyFit
07:20	Shake trinken, duschen (eiskalt, hab vergessen, den Boiler anzustellen)
07:45	Kaffee Nr. 2 + Kapitel 4. Ich schalte zum Lernen das Handy aus und kapsle mich von der Außenwelt ab (Klingel aus + Festnetz aus).
10:00	Kapitel 4 abgeschlossen (5. angefangen), ich muss mich sammeln und schaue in den Spiegel. Trinke einen magischen Mango-Kokos-Shay-Farihla-Tee mit 5 g Kokosöl und 10 g Erbsenprotein.
11:35	Ich unterbreche meinen Lernflow und hänge die Wäsche auf.
11:45	Mittagsschlaf
12:00	Fahrt zu Sabine, nach Luxemburg, tanken
13:00	Elternbesuch, Einkauf
14:00	Sabine Möbel schleppen
17:50	Rückkehr von Sabine
19:30	Kapitel 5, Wdh. Aufgaben abgeschlossen Telefonieren mit Berend
20:00	Telefonieren mit Sabine
21:00	BATMAN
00:09	SMS-Check, Bett!!

02. Apr. 17	Tag 03
06:00	Aufstehen, Sporttasche packen, Essen tracken, Kaffee + Creatin
07:00	Auf zum Gym

09:00	Training beendet, Wechseldusche, barfuß nach Hause, 1 Grapefruit mit 10 g Protein und Creatin
09:30	Auf zum Rest von Kapitel 5
10:55	Abschluss Kapitel 5, Wäsche, Essen vorbereiten für Mo. + Di.
11:30	Mahlzeit aus Tofu, Pak Choi und Pilzen Mit Sabine telefonieren, Mails, Facebook, Fibo-Karte besorgen, GNBF-Mitgliederwerbung bei FB
13:15	Nötigstes bügeln, Facebook checken, Essen, Kaffee, 20 g Paranusskerne
14:00	Rendezvous mit Chapter 6
16:17	Kapitel 6 ist verdammt lang, essen! Mahlzeit aus Sojaflocken, Kokosraspeln, Chiasamen, Macapulver und Erdmandeln
20:00	F*** off Chapter 6 (noch Wdh. Aufgaben + Anforderungen), Wohnung kehren, Facebook-Check, Mails, Spülen, Mahlzeit zubereiten aus einer Gurke, Sojajoghurt und Sojahack Während des Bratens 6 Klimmzüge an der Abstellkammerstange
20:40	Essen, lüften
21:15	Zähne putzen, Bett, Sterne! :)

03. Apr. 17	Tag 04
04:45	Wecker
06:00	Aufstehen, Lernphase verschlafen
etwa 07:00–15:00	Sinnloser Energiefluss/Blockade (8 Std. Zeitverschwendung)
16:00	Lebensmitteleinkauf einräumen
16:30	Shake aus 5 g Creatin, 2 g B-Alanin = Gym!
19:34	Trainingsende, Saukalt-Dusche (Heizungsausfall) Essen vorbereiten, kochen, telefonieren mit Berend
20:48	Essen

ca. 21:00	Lernen, Uhr aus, Handy aus, Festnetz aus
23:28	Wdh. Aufgaben Kapitel 6 abgeschlossen. Badgang mit gleichzeitigem Lüften der Wohnung, Bett

04. Apr. 17	Tag 05
05:45	Die Vögel wecken mich, Arbeitstasche packen Wasserkisten aus dem Auto holen, währenddessen lüften, Kaffee und Frühstück (Sojajoghurt + Proteinpulver) zu Hause Mails, Instagram, Terminkalender
06:43	Auf zu 8 Std. Sinnlosigkeit
16:45	Trinkwasser an der Odilienkapelle, Großeinkauf vom Auto hoch zur Wohnung schleppen
17:33	Wo bin ich? Kassenbuch schreiben
20:52	Gef***t von Chapter Six Streifzug durch Streifstraße Losheim (locker joggen) mit 5 g Kokosöl intus
21:32	Mahlzeit aus Rucola, Champignons, Kokosmilch & Tofu zubereiten
22:20	Essen, beten, meditieren, Bett

05. Apr. 17	Tag 06
05:45	Die Vögel wecken mich, Kaffee, Rucksack packen
ca. 7:00–16:00	Sinnloser Tätigkeit nachgehen
16:15	Über Headset telefonieren mit Sabine
16:30	Shake, Kaffee, Gym
18:30	Trainingsende, Wechseldusche, Shake
18:40	Schichtplan
19:00	Essen vorbereiten, Facebook-Check
19:48	Kaffee, Kapitel 7
21:38	Wäre doch nur jedes Kapitel so kurz wie das 7.
	Essen, spülen
22:45	Bett

06. Apr. 17	Tag 07
05:45	Vögel wecken mich, Badgang, Geschirr wegräumen, Kaffee Anforderungen an Kapitel 7
06:50	Auf zur 8-Stunden-Sch****
16:30	Kaffee mit Kokosöl, Creatin & B-Alanin
17:00	Training
19:00	Trainingsende, Wechseldusche
20:00	FiBo-Koffer packen
21:42	Essen, beten

07. Apr. 17	Tag 08
05:00	Kaffee, joggen
06:03	Treppenhaus Cool-down zwecks Boilercheck
ca. 6:30–16:00	*ZOMBIE* *(Kurz und knackig, neue Bezeichnung)*
16:30	Tanning bei Aline
17:30	Fahrt nach Köln
19:15	Ankunft Köln

08. Apr. 17	Tag 09
	FIBO
05:15	Aufstehen, fertig!
06:14	S-Bahn zur Köln-Messe, Tankstellen-Kaffee
07:20	Messegelände
9:00–17:00	GNBF-Stand: Flyer verteilen, beraten
19:00	Subway with Thomas and Berend
21:00	S-Bahn zum Hotel. Ich steige zu früh aus. Zeilen für Berend (Brief) Angekommen im Hotel trinke ich einen Tee.
23:30	Bett

09. Apr. 17	Tag 10
	FIBO
06:15	Aufstehen, ca. 100 km Umweg zur Messe zwecks Baustelle
10:00–17:00	GNBF-Stand: Flyer verteilen, beraten
	Heimweg (über's Telefon meine beste Freundin retten)
22:30	Ankunft zu Hause, Koffer auspacken, essen
23:30	Bett

10. Apr. 17	Tag 11
06:00	Aufstehen
8:00–16:00	*ZOMBIE*
17:15	Training

11. Apr. 17	Tag 12
06:00	Aufstehen, kurzer Blick in Kapitel 8
07:15	Kaffee (auf der Arbeit)
7:30–16:00	*ZOMBIE (Extraportion Rüffel = Motivation)*
17:40	Heulaktion (Nervenzusammenbruch?), Kaffee
17:45	Gym
20:00	Body and Ass …
20:15	Winterreifen einladen
20:30	Telefonieren mit Sascha K.
21:00	Essen, Wiederholung Kapitel 8, Aufgaben
22:45	Baden
23:20	Essen, lüften, schlafen

12. Apr. 17	Tag 13
06:00	Kaffee, Aufstehen, Wdh. Kapitel 8
06:45	Müll runtertragen, Fahrt zur Arbeit
08:00–16:00	*ZOMBIE*

16:00	Auto Reifenwechsel mithilfe von Dennis S. und bei einem sehr schönen Gespräch
16:40	Fahrt nach Hause, Winterreifen im Keller einlagern, Auto aufräumen
17:30	Spülen, Kaffee
18:45	Training, Wechseldusche
20:00	Essen vorbereiten, Anforderungen Kapitel 8, SMS-Check
22:11	Essen kochen & vorbereiten
22:40	Essen

13. Apr. 17	Tag 14
05:50	Aufstehen, durchlesen + Übungen Kapitel 9 inkl. Kaffee
06:50	Fahrt zur Arbeit
7:30–15:45	*ZOMBIE (Unterbrechung von Telefonat mit Berend)*
16:00	*ZOMBIE-Ende*
17:30	Zahnarzt Prophylaxe
17:45	Training, duschen
19:00	Umziehen, Auswärtsessen mit Michele
00:00	Heimkehr, Zähneputzen, Bett

14. Apr. 17	Tag 15
04:45	Aufstehen, Kaffee, Mails, GNBF-Mitgliedertreffen FB, Kaffee Nr. 2
07:30	HappyFit-Kontrollschicht, GNBF-Aushang
08:00	Joggen (magische 1 Std.)
09:00	Duschen
09:51	Wohnung lüften, Frühstück, Kaffee Nr. 3, Wdh. Kapitel 9 (magische 1 Std.)
10:57	Wäsche 1
	Räumen (Wohnung)
11:00	Wäsche aufhängen 1, Wäsche 2, Küchen-Askese-Räumung

12:15	Wäsche aufhängen 2
13:00	Facebook, Fanmails, SR-Mail (GNBF-Werbung)
17:00	Michele besuchen
19:51	SMS Berend, Tee, Abschluss Kapitel 9
21:30	Askese-Geschirr spülen – fix!
22:00	Bett, Traumreise

15. Apr. 17	Tag 16
05:00	Bewusst(!) aufgestanden, Kaffee, Anfang Kapitel 10
07:15	Training, Wechseldusche, 20 g Proteinshake
09:00	Bewusst(!) zu Fuß einkaufen, bewusst(!) Kokoswasser to go ;) bewusst(!) kochen (Tomate-Frühlingszwiebeln-Soja-Salat)
10:00	Mail SR
11:30	Kap. 10 weiterlesen + Übungen
12:30	Kapitel 10 fertig, Wohnung räumen Wdh. Kap. 10 (angefangen)
15:30	Chillen mit Robin
16:45	Kapitel 10, Wohnung räumen, Steuerkram packen

16. Apr. 17	Tag 17
05:00	Kaffee, GNBF-Saar-Liste
07:00	HappyFit-Kontrollschicht + Training
09:00	Askese-Gerümpel in Auto räumen
10:00	Küchen-Askese-Räumung abgeschlossen, Berends Artikel lesen, FB-Nachrichten checken
11:00	Vasen zu Gülistan bringen, aussortierte Sachen zu Sabine fahren
12:00	Essen bei den Eltern
16:00	Heckenschneiden für Lohnsteuer-Rückvergütungsbeihilfe bei »Debbie der Besten«
21:00	Lohnsteuerkopien, Askese-Räumung, Büro

17. Apr. 17	Tag 18
05:00	Aufstehen, Kaffee, Trainingsplan schreiben
07:00	HappyFit Kontrolle, Training
08:30	Wechseldusche
09:00	Kaffee Nr. 2, Wdh. Kapitel 10
11:35	Abschluss Wdh. Kapitel 10, Wasserkisten runter ins Auto, Wäsche aus Keller mit hoch in Wohnung nehmen, nötigste Wäsche falten
12:10	Büro-Askese-Räumung
12:45	Essen kochen
13:00	Mittagsschlaf
15:30	Büro-Askese-Räumung, FB-Nachrichten, Mails
17:00	Losheim Kino »Die Insel der besonderen Kinder«
19:00	Brainstorming NB-Doku
21:40	Essen, spülen, Bett

18. Apr. 17	Tag 19
05:00	Aufstehen, Mails, FB-Nachrichten
05:00 (?!)	Frühstück, Kaffee, BSA-Anforderungen Kapitel 10
06:40	Abschluss Kapitel 10, Askese-Müll in Keller auf dem Weg zur Arbeit
7:30–16:00	ZOMBIE
16:00	Quellwasser holen, Geschirr wegräumen
16:40	Wasser hoch zur Wohnung tragen, Kaffee, Training
19:40	Trainingsende, telefonieren mit Berend, Askese-Ebay, kochen, »Die Liste«
22:45	Wärmflasche, Bad, Bett

19. Apr. 17	Tag 20
07:00	Melde mich krank zwecks meiner Schulter.
07:40	Askese-Räumung Büro, Frühstück, einkaufen, 5 Euro Fibo-Pfand(!)

09:00	Frühstück/ telefonieren mit Dennis F., SMS an Gülistan
10:00	BSA-Sprung zu 3. Ernährung
12:00	»Die Liste«
bis 19:00	Hustlen zwischen »der Liste« und BSA-Lehrmaterial Zwischendurch 1 Std. bügeln zu »Der kleine Tag«
19:00	Telefonieren mit Berend
21:00	Telefonieren mit Sabine
22:00	Essen kochen
23:00	Bett

20. Apr. 17	Tag 21
05:00	Aufstehen, Kapitel 5 (Proteine = ich denke mir, Proteine bauen auf. Genau wie ich gerade meine Zukunft aufbaue), Kaffee Nr. 1
06:45	Spülen
07:00	Krankmelden, Sporttasche, ab zum Arzt
08:45	Kaffee bei Gillen in Merzig, Training in Merzig, Gespräch mit Thomas
10:50	Shake, Action-Markt: GNBF Einkauf Büromaterial, telefonieren mit Sabine
12:15	Essen, Ernährungsplan für Jenny
bis 20:30	Hustlen zwischen BSA, FB-Mails & GNBF nur kurze Unterbrechung um 19 Uhr durch einen Salatsnack
20:30	Café am Rande der Welt
21:00	Spülen, baden, Bett

21. Apr. 17	Tag 22
9.00	Aufstehen, Frühstückssnack, Kaffee, Schreiben an meinem Buch
11:22	BSA-Kapitel 6, Ernährung
12:52	BSA-Ernährungsteil abgeschlossen, Post, Kaffee, Fahrt zu Sabine (Trewa)

bis ca. 19:00	*Training im Trewa, GNBF-Gespräch mit Rainer, einkaufen und futtern bei Sabine*
19:00	Wieder zu Hause, telefonieren mit Berend
20:00	Askese-Geschirr spülen + Snack (Shake), BSA lernen
22:15	Bett

22. Apr. 17	Tag 23
05:00	Wecker, Kaffee, Amazon veganer Einkauf, Mails
07:10	Training
09:00	Einkauf + Food-Fotos
10:11	Frühstück
13:15	Bügeln
14:15	Mails Fibo, essen, Michele beim Umzug helfen, Artikel lesen bei »erhöhtes Bewusstsein«
17:15	5 min REM-Schlaf, Kaffee, Hamburg Teil 1 (Die Liste)
22:30	Kochen, Bett, Berend Mail

23. Apr. 17	Tag 24
05:00	Die Liste
09:00	Auf zu SportArt (Brunchen)
13:45	Die Liste …, Hamburg ready!
16:00	Schreiben an meinem Buch, es wird!
22:13	Essen
23:15	Bett

24. Apr. 17	Tag 25
05:00	Kaffee, Mails BSA
06:20	Gym
08:00	Essen, Frühstück
09:50	BSA-Abschluss Kap. 2 – passives Bewegungssystem
11:40	Kap. 2 fertig, auf zur »Liste«

bis 16:00	Die Liste
16:19	Essen (Joghurt), Fahrt zu Sabine, tanken
20:30	Essen, spülen
22:00	Bett

25. Apr. 17	Tag 26
05:00	Anaboler Kaffee
06:00	Training
07:50	Frühstück, Ebay »Askese-Gerümpel«
09:00	BSA Kap. 3 durcharbeiten, zwischendurch 20 min Telefonat mit Studioleitung hinsichtlich GNBF-Mitgliedschaft
11:11	LAI Askese-Kleidung, Reservekanister abgeben
11:43	Essen, kochen, FB, Mails
13:11	Couching, 20 min SCHLAF, Facebook
13:41	Kaffee, BSA (Whd. Kap. 3)
15:24	Die Liste
22:20	Abschluss Liste = FRISCHE LUFT!

26. Apr. 17	Tag 27
04:30	Kaffee, Kapitel 3, Mails
06:00	Training
07:40	Essen tracken, Frühstück (1 Grapefruit, Mandelmilch, Hanf)
08:30	Schreiben an meinem Buch
09:30	Bad reinigen, Wohnung kehren und saugen Wasserkisten ins Auto bringen, im Keller zwei Pflanzen umtopfen
11:30	Amazon-Päckchen, Snack (Shake) Abschluss Kap. 3
13:22	SCHLAFEN!
14:00	Kaffee, Päckchen Susanne zur Post, Einkauf, Wasser holen
15:30	Essen vorbereiten & kochen

16:30	Anfang Kapitel 4
19:30	Bauch@home-Workout 2 Gläser Wein (während des Kochens), Essen
21:20	Bett

27. Apr. 17	Tag 28
04:10	Kaffee, Kapitel 4 durcharbeiten, Essen tracken, Mails
06:50	Weg zur Arbeit
bis 16:00	*ZOMBIE*
16:25	Espresso, Essen vorbereiten
17:00	Joggen Mitlosheim-Losheim
18:14	Snack, Facebook
21:10	Essen, Bett

28. Apr. 17	Tag 29
04:00	Kaffee, Wdh. Kap. 4
07:00	Weg zur Arbeit
bis 15:00	*ZOMBIE +*
15:00	Telefonieren mit Berend
15:30	Kaffee
16:00–21:00	HappyFit-Schicht (Gegenteil von Zombie)
21:00	Training: Arme, Dusche
23:00	HappyFit-Kassenabschluss vergessen, nachholen
23:30	Essen
00:30	Bett

29. Apr. 17	Tag 30
08:00	Kaffee, Mails, Wäsche
09:00	Training mit »Dile min«
12:00	Meal No. 1, Kaffee, Post, einkaufen

13:45	Wäsche, Müll, Abschluss von Kapitel 4
bis 17:00	Kapitel 4
17:15	Joggen
18:15	☺ *Mail an Berend*
22:00	Kochen, telefonieren mit Berend, Bett

30. Apr. 17	Tag 31
04:45	15 min besinnen, Bad, Kaffee Nr. 1, Mails
05:30	Durcharbeiten Kap. 5
06:30	Kaffee Anabolico Nr. 2 + B-Alanin, SMS-Check
08:30	Kontrollschicht HappyFit zurück zu Hause: telefonieren mit Berend, beten
10:05	Frühstück
11:40	Wdh. Kap. 5 abgeschlossen, Essen planen, Mittagsschlaf
14:00	Intervalltraining im Stadion

01. Mai 17	Tag 32
05:00	Kaffee, Kapitel 6
07:00	1 Std. Spinning
08:00	Frühstück, Mails, Kapitel 6
09:00	Fahrt zu Sabine
10:00	Mails, Kaffee
11:00	8 km Mai-Tour wandern mit den alten Bekannten
15:00	Papa Besuch
17:00	Michele Besuch, Gespräch deluxe!
19:00	Telefonieren mit Berend, essen
22:30	Bett

Als mein damaliger Coach die Worte äußerte: »Einmal Athlet, immer Athlet«, wusste ich nicht so recht, was er damit meinte. Zwar verstand ich seine Worte, aber nicht so recht, was er damit wirklich ausdrücken wollte.

Nun, da ich selbst schon zweimal auf der Bühne stehen durfte, weiß ich, was er meinte. Aber schon nach dem ersten Bühnengang war es mir unbewusst klar. Man will dann doch wissen, wie es weitergeht, wie gut man wirklich ist und zu was man fähig ist. Einfach nicht auf dem zu ruhen, was man bisher geschaffen oder vielleicht erschaffen hat, sondern darauf aufbauen. Es ist ein stetiges Weiterkommen.

In der heutigen Gesellschaft sieht dies wohl eher so aus, dass nach dem Beenden der Schulzeit eine Lehre hinter sich gebracht wird. Danach folgen viele dem erstmals erwählten Beruf als Haupttätigkeit. So drücke ich es wohl besser aus. Im Begriff »Beruf« steckt mit Sicherheit zumindest philosophisch gesehen etwas anderes. Viele üben diese Haupttätigkeit bis an ihr Lebensende aus, eventuell ergeben sich in dieser Zeit noch Führungspositionen oder ein anderweitiges Vorankommen. Es folgt eine klassische Lebensplanung: Ein Haus wird gebaut, eine Familie wird gegründet und einige verlieren leider den Blick ihrer weiteren Ziele bzw. den Sinn des Lebens aus den Augen und sind dadurch unzufrieden mit sich selbst. Manche Menschen folgen einfach einem Leitbild der heutigen Gesellschaft, was sie aber möglicherweise selbst gar nicht so recht wollen. Damit ich dies an mir erkennen konnte, habe ich mich selbst reflektiert.

So sehe ich das Sportler- oder Athletendasein als eine Basis für ein bewussteres Leben. Es ist gut, sich zuerst selbst zu erkennen. Durch die immer neuen Anforderungen im sportlichen Sinne entwickelt sich – klingt seltsam, ist aber so – der Rest des Lebens meist ganz automatisch. Man handelt unbewusst genau richtig und gemäß einem inneren Anliegen, was sich im Nachhinein erst äußerlich zeigen mag. In der sogenannten »Hier-Welt« zeigt sich erst die Wahrheit, wenn man sich selbst erfahren hat. Letzteres kann man natürlich auf verschiedene Art und Weise erleben wie zum Beispiel als Umweltschützer, Künstler oder Musiker. Jeder kann sich selbst erfahren, auf seinem ganz eigenen Weg.

So stand ich als Athletin in meiner ersten Wettkampfvorbereitung – ich rede hier mal aus meiner Sicht und auf Basis meiner Erfahrungen im Bodybuilding – und dachte mir, so etwas nie mehr machen zu wollen. Doch danach wollte ich meinen Willen, meine Kraft und ebenso meinen Körper immer wieder aufs Neue entdecken. Das Wunder des Körpers erfahren und kennenlernen. Auch wenn es nicht der Weg zur Bühne wird, sondern andere sportliche Wettkämpfe oder Ziele, so kann dies für jeden Sportler verallgemeinert werden. Es ist ein Wettkampf immer wieder um sich selbst. Dies verstehe ich unter dem, was sich hinter dem Wort »Sportlerherz« versteckt. Die Verbindung zu sich selbst. Einmal gefühlt, geht dies nie mehr verloren.
   Einmal Athlet, immer Athlet.

Das Tagebuch einer Natural Bodybuilderin

Physiologisches Ungleichgewicht   Freitag, 25. November 2016

Welchen Ungleichgewichten man doch ausgesetzt ist, in gewissen Maßen zumindest. Mein fast fünfwöchiger Krankenschein ließ mich meine physiologischen, mehr oder weniger großen Probleme ertragen. Intensives Training, gute Ernährung und die Auseinandersetzung mit mir selbst brachten mich in vielerlei Hinsicht einen großen Schritt weiter. Nun ist es seltsam anzusehen, dass zwar der »Geist« stimmt, aber der Körper krank ist. Kaum wollte ich es wieder richtig »krachen lassen«, lag ich mit übler Erkältung im Bett. Ich habe kein Anzeichen von Fieber, allerdings das Gegenteil: Omrons Thermometer misst knappe 35°C – paradox.

Nun denn, ändert nichts an der Tatsache. Zum Glück ist mein Geist hellwach und ich bin hochsensibel. Im positiven Sinne. Ich nehme alles intensiv und bewusst wahr und fühle mit allem mit. Im Einkaufshaus sehe ich die Angestellten mit Freude bei der Arbeit. »Einen wunderschönen guten Morgen«, wünscht einer der Mitarbeiter seinen Kollegen. Sehen kann ich ihn nicht, aber er strahlt. Er strahlt so viel Zufriedenheit aus, dass ich es wahrhaft spüren kann. Ich sehe ihn nicht, sondern ich fühle ihn strahlen. Endlich mal positive Strahlen in der heutigen so negativ verseuchten Strahlenwelt. Solche Menschen machen mich glücklich. Wie sagt man so schön:

Glückliche Menschen sind schöner als schöne Menschen

Ich fühle mich schwach, sehr schwach. Ich fühle mich etwas außerhalb meines Körpers und dennoch tief in seinem Kern, wo alles in Ordnung scheint. Ist das mein Ich? Ich bin in Ordnung. Meine Hülle, mein Körper fühlt sich nur nicht ganz wie meiner an. Ich tröste mich mit dem Wissen: Mein Geist stimmt, also stimmt auch bald mein Körper wieder.

Luxus, Technik und Freude   Immer noch Freitag, 25. November 2016

Technik. Ich verabscheue Technik. Ich mag sie einfach nicht, sie belastet. Sei es nun durch Strahlen oder Wellen, denen wir unvermeidlich ausgesetzt sind, oder durch die Flut irrelevanter Informationen von modernen Medien. Technik ist eben nicht Natur. Doch so sehr ich sie als negativ empfinde, so oft ertappe ich mich an manchem Teil des heutigen unnatürlichen Gruselkabinetts des technischen Fortschritts. Um meinem Charaktermuster – angeblich immer mehr arbeiten zu müssen – und dessen Topf voller Gulasch an kunterbunter, noch zu erledigender Arbeit noch mehr Würze zu geben, greife ich zur Technik. Zutat: Headset. Es geht darum, die Zeit sinnvoll zu nutzen. Telefonate also von nun an während der Autofahrt. Sofern möglich. Multitasking soll das heißen. Schön blöd, Simone, schön blöd. Eigentlich wollte ich mich von der Arbeit erholen und von der Technik Distanz nehmen. Na ja, dafür lebe ich immer noch ohne Fernseher, immerhin. Beim Auspacken des ungewöhnlichen Kommunikationsmittels komm ich mir ein wenig vor wie Fred Feuerstein, der ein Tablet in der Hand hält, oder wie ein Affe, der einen PC bedienen soll. Der Blick der beiden würde sich von meinem wohl kaum unterscheiden. Nach einem kurzen Blick in die Bedienungsanleitung geht der erste Testanruf an meine Schwester raus. Bin wohl doch nicht so unbegabt, es funktioniert. Ich feiere das. Glücklich lege ich auf bzw. drücke ich aus, was für ein Luxus. Verdammt, was geht's mir gut. Ich denke an Seneca.

Das Schaufenster-Syndrom

Stellen Sie sich nun bitte mal folgendes Ereignis vor:

An einem sonnigen Tag beschließen Sie, sich etwas Gutes zu tun. Nach einer wunderbar ausgeruhten Nacht stehen Sie auf, beginnen den Tag mit einem gesunden Frühstück und fassen dabei den Entschluss, heute einfach mal die Seele baumeln zu lassen. Da man hierzu meist eine ungewohnte Umgebung braucht, schnappen Sie sich kurzerhand Ihren Autoschlüssel und fahren in die nächste Stadt. Einfach mal raus. Während Sie so durch die Gegend fahren, bemerken Sie, dass der Wagen vor Ihnen einer kleinen Tanzfläche gleicht. Zwei junge Damen zappeln nach dem Takt eines alten Popsongs und singen lauthals mit. Da muss man doch schmunzeln. Die beiden haben einfach Spaß und wirken unbekümmert. Einfach glücklich, sind ganz im Moment versunken. Im Jetzt. Sie scheinen alles zu haben, was man zum Leben braucht. Freude ist schon ansteckend. Als wären Sie selbst mit in der Autodisco, fahren Sie gut gelaunt weiter.

An einer roten Ampel stehen Sie neben dem Auto einer jungen Dame, die sich im Spiegel der Sonnenblende betrachtet. So ganz zufrieden scheint sie nicht zu sein. Nach einem Blick auf die Ampel kramt sie schnell in ihrer Handtasche und wie von Zauberhand werden innerhalb weniger Sekunden Wimperntusche und Lippenstift aufgetragen, dann verschwindet alles wieder in der Handtasche auf dem Beifahrersitz. Nochmals ein Blick in den Spiegel, den Kopf einmal nach links drehend und einmal nach rechts, sich jedoch nie selbst aus den Augen verlierend. Ein fröhliches Lachen macht sich breit, womit die Sonnenblende wie nach der Beendigung eines Kapitels wieder hochgeklappt wird. Wieder erstrahlt Freude. Heute scheint ein guter Tag zu sein. Nur fröhliche Menschen um Sie herum.

Inmitten der Stadt parken Sie Ihr Auto und schlendern etwas durch die Gegend. Teenies mit Selfiesticks kichern und machen Fotos. An einem Schaufenster bemerken Sie eine attraktive junge Dame, die abrupt stehen bleibt. Mit Sicherheit hat sie etwas im Schaufenster entdeckt, was ihr gefällt. Einige Sekunden bleibt sie stehen. Was sie hinter der Scheibe sieht, können Sie allerdings nicht erkennen. Die Dame dreht sich etwas zur Seite, blickt jedoch immer noch zur Glaswand. Dabei tritt sie einige Schritte auf ihren Absatzschuhen zurück, dreht sich nach links und nach rechts, zieht sich die Bluse etwas zurecht. Ein Griff durch ihr langes Haar, eine Strähne hinters Ohr gesteckt. Wieder das Links-rechts-Spiel und: strahlen! Wieder strahlen Sie mit. Die junge Dame ist zufrieden mit sich und frohen Mutes geht sie weiter.

An einem kleinen Café an der Ecke lassen Sie sich nieder und trinken eine Kleinigkeit, lesen vielleicht eine Zeitschrift oder genießen ein Stück Kuchen und müssen auf einmal strahlen. Ein älterer Herr geht vorbei und wird dieses Mal von Ihrem Strahlen angesteckt. Fast überflutet vor Freude sitzen Sie da und denken: Was hab' ich es doch gut. Sonne, Kaffee und dazu noch Kuchen und Freude. Was braucht man mehr zum Leben?

Neben sich hören Sie Leute amüsiert lachen, die in die Richtung des Schaufensters zeigen. Dieses Mal sehen Sie einen durchtrainierten, jungen Mann, der nichts anderes tut als vor einigen Minuten die junge Dame. Nur mit dem Unterschied, dass er anstelle hoher Hacken ein paar Turnschuhe trägt und statt einer Bluse ein Sportshirt. Gleiche Vorgehensweise. Auch ihm scheint im Schaufenster etwas aufzufallen, was ihm gefällt, es ist jedoch nicht die Ware, sondern sein Spiegelbild.

Leicht wendet er sich zur Seite, schaut jedoch weiter zum Schaufenster, entfernt sich einige Schritte und dreht sich nach links, während er seltsame Bewegungen mit seinem rechten Arm macht und die Muskeln anspannt. Dann dreht er sich nach rechts und spannt weiterhin, diesmal mit etwas grimmigem Blick, die Muckis an. Der aufgesetzte Blick verliert sich jedoch schnell in einem Freudestrahlen. Glücklich geht er seiner Wege weiter.

Und nun dürfen Sie vergleichen zwischen der
Autodisco, dem
Schminkspiegel alias Sonnenblende, dem
Laufsteg alias Schaufensterspiegel
UND dem
Fitnesstudio-Posing-Spiegel alias Schaufensterspiegel.

Was haben all diese Situationen gemeinsam? Richtig, sie werden oft zu Unrecht und unverstanden belächelt. Letzteres wohl am häufigsten. Doch was haben alle vier noch gemeinsam? Richtig: Zufriedenheit und Glück.

Die zappelnden Teenies im Auto, die sich schminkende Frau, die Frau sowie der Kraftsportler vor ihrem Spiegelbild im Schaufenster – alle strahlen Freude und positive Energie aus und haben all das, was sie zum Leben brauchen: sich selbst.

Neulich beim Auswärtsessen – am Ende mit den (Geschmacks-)Nerven

Das Essen hier ist gut, richtig gut. Aber wer nach Fehlern sucht, kann alles schlechtreden. Doch das will ich nicht, nein. Ganz und gar nicht. Ich hinterfrage mich lediglich selbst. Leidet mein Geschmackssinn unter meiner momentanen Viruserkrankung oder »schmecke« ich die Realität? Selbst den Geschmack meiner Mahlzeiten nehme ich heute intensiv und sehr bewusst wahr. Der Salat (grüner Blattsalat), okay – Salat.
Dressing Nr. 1 – salzig.
Dressing Nr. 2 – salzig.
Brot, obwohl Brot eigentlich nicht in meine Ernährung gehört, trotzdem: einfaches, pures Brot – salzig.
Sahnesauce – ist eigentlich mild, oder? Auch Saucen koche ich mir nie, wie auch immer, sie schmeckt – salzig.
Wenn ich mich da nicht versehe, wundert mich der momentane Trend zum Bluthochdruck keineswegs. Immerhin schmeckt der Sprudel noch nach Sprudel. Von dem Pangasiusfilet (köstlich!) kratze ich, fast schon verzweifelt, die salzige Sahnesauce ab. Einfach nur Fisch, wunderbar. Sich an der Einfachheit ergötzen. Natur eben, ganz einfach und unverbesserlich. Nun warte ich auf meinen (natürlichen) Espresso. Der treibt mir den Blutdruck hoch. Aber hoffentlich nicht wegen einem hohen Salzgehalt.

Der Sinn von Schlaf und Keto-Diät   Donnerstag, 22. Dezember 2016

Soeben ereilte mich doch tatsächlich die Frage, ob man wohl auch ohne Schlaf auskommt. Meine hauptberufliche Tätigkeit beginnt heute um 05:00 Uhr in der Früh. Nach der ersten, wohl zu frühen Euphorie über meine körperliche sowie geistige Wachheit ereilt mich dann doch sehr plötzlich erschreckende Erschöpfung. Ich hatte nur etwa sechs Stunden Schlaf. Es folgen vier Stunden LKW-Fahrt und ein Besuch beim Hausarzt. Diagnose: Bizepssehnenentzündung, halb so wild. Eh keine Schwachstelle bei mir, die es auszubessern gilt. Körper und Geist schreien nach meinem Bett, doch ich sage mir: Körper lenkt Geist – Geist lenkt Körper. Und ich ermahne meine Gedanken: »Achtung, glaubt nicht immer, was ihr denkt. Ich bin wach, eine LKW-Fahrt ist körperliche Erholung, also kann ja jetzt trainiert werden.«

Vierter Tag meiner ketogenen – kohlenhydratarmen, dafür fettreichen – Ernährung, volle Suppe drin. Wie erwartet. Geist ist klar, jedoch hat meine Haut einen blassen Anschein, vor allem Hände und Unterarme. Egal, was ich esse oder trinke, ich habe einen seltsamen Geschmack im Mund. Und noch ein Körpersignal, das typisch für die anabole Diät ist, kommt hinzu. Hier geh ich nun nicht ins Detail, es ist nicht so nennenswert, nur so viel: Du kannst es »deutlich runterspülen«. Die Keto-Diät ist im vollen Gange – jetzt geht's los. Dazu noch Beintraining. Ich will immer noch ins Bett. Aber eigentlich will ich meinem Ziel näherkommen, also Gedanken programmieren, Keto-Kaffee (richtig wäre: Keto-Espresso, klingt aber weniger spektakulär) und ab die Post!

Die Beinpresse 45° ist besetzt. Als soll's so sein, ich wollte ja eh ins Bett. Bein-Komfortzone – Grenzen testen. Dann eben schräge Beinpresse!

Ich will ins Bett.

Nach 20 freien Kniebeugen und 20 Wiederholungen auf der Schrägen mit 40 Kilo werfen meine Gedanken die Bettdecke so langsam zur Seite. Zum ersten Mal auf »der Gerät« taste ich mich ran.

80 kg – 12 Wiederholungen. Nee, Bett wäre jetzt blöd. Schließlich sitz ich grad so gut hier.

100 kg – 12 Wiederholungen. Definitiv kein Bett. 110 kg – 12 Wiederholungen. Was ist ein Bett?

110 kg – 12 Wiederholungen. Ich bekomme Angst. 120 kg – 12 Wiederholungen. Geist lenkt Körper.

Habe ich eben wirklich noch an mein Bett gedacht? Unglaublich, welche Energie mich packt. Jetzt will ich nicht mal mehr sitzen. Hackenschmidt-Kniebeuge am Gerät.

60 kg – 12 Wiederholungen. Hatte ich schon bei der letzten Einheit.

65 kg – 12 Wiederholungen. Ich raste aus!

65 kg – 12 Wiederholungen. Beastmode on!

Beinstrecker und Waden verlaufen ähnlich – GEIL!

Körper im Eimer, Geist wieder wach. Hat den Anschein, als würde sich der Geist während des Trainings erholen und bei mentaler Arbeit erholt sich der Körper. Also, wozu Schlaf? Solche Psycho-Physio-Abwechslung müsste einen doch weit und schnell voranbringen, oder? Werkstatttermin. Nun wäre es echt Zeit für ein Schläfchen. Aber der Anfangsgedanke lässt mich nicht los, also sitze ich und schreibe. Mentale Arbeit, wer weiß ... Vielleicht ist mein Körper danach erholt? Pustekuchen! Wie viel Uhr es jetzt ist, will ich gar nicht wissen, denn ich bin ja noch nicht fertig. Ich schreibe immer noch. Aber irgendwie hält mich nun nichts mehr wach. Nicht mal das Essen. Körper-Chaos-müde. Mental matsch. Okay, ist wohl doch nix mit dem Gedanken, auf Schlaf verzichten zu können.

Zum ersten Mal wird mir bewusst wie noch nie: Schlaf fördert nicht nur die körperliche Regeneration, sondern auch die mentale. Im Schlaf löse ich mich von Körper und Geist. Ich lasse beides los, um beides wieder in Einklang zu bringen. Aber wo oder was bin ich eigentlich, wenn ich schlafe? Wenn mein Geist meinen Körper verlässt? Bin ich Energie in einer völlig anderen Welt, in einer völlig anderen Dimension? Ohne Zeit und ohne Raum? Natur und Energie.

Weihnachtswunder   **Samstag, 24. Dezember 2016**

Es ist Weihnachten und das Resümee zu 2016 ist gezogen. Das Jahr war scheiße, alles eine dicke Scheiße. Wie ich jedoch in meinem letzten Facebook-Post geschrieben habe, war alles trotzdem gut, so beschissen es auch gewesen sein mag. Viele Fehler lassen viel erkennen, ob bei einem selbst oder bei anderen. Und wenn ich weiß, wie ich aus Scheiße Gold machen kann, dann kann ein riesiger Kackhaufen (aus Fehlern anderer, eigenen Fehlern, falschen Zielen, falschen Wünschen usw., es ist eine lange Liste!) nie groß genug sein. Bodo Schäfer nennt es, glaube ich, mentale Alchemie.

So wünsche ich mir für mein Leben in diesem Körper, der in diesem Moment versucht, Bindeglied zwischen der menschlichen Natur und der stets sich weiter zur Technik hin entwickelnden Welt zu sein, am fast allerliebsten keine weiteren Scheißhaufen mehr, nein, ein großer Misthaufen wäre das Beste! Schließlich liegt meine Heimat auf dem Land, da hat man Misthaufen zur Genüge. Die nimmt man ja auch zum Düngen, damit wieder Neues entstehen kann.

Noch nie in meinem Leben habe ich so viele Enttäuschungen erfahren wie in diesem Jahr, paradoxerweise aber auch noch nie so viel Liebe. Beides zugleich so intensiv wie noch nie. Hieraus resultiert für mich eine ebenso intensive und besinnliche Weihnacht. Die schönsten Geschenke waren: Gülistans Worte (meine beste Freundin). Sie wusste nicht, was sie mir schenken sollte, da ich ja »gar nicht so materiell eingestellt« wäre. Diese Aussage war das beste Geschenk. Was tun solche Worte gut, und es ist interessant zu sehen, wie meine innere Einstellung auch nach außen wirkt. Sorry, aber – ein geiles Gefühl.

Das zweite Geschenk ist Robins Bitte um Hilfe (mein »Bruder«). Es gibt keinen schöneren Vertrauensbeweis, als um Hilfe gebeten zu werden, und das auch noch zu Weihnachten, dem Fest der Liebe. So fahre ich ihn am 24. Dezember zum Frankfurter Flughafen. Die Fahrt war – natürlich erst wieder im Nachhinein betrachtet – eine willkommene Abwechslung in meiner Alltagsroutine. Wie ein Kleinkind, das zum ersten Mal ein Karussell sieht, habe ich mich gefühlt, als während unserer Fahrt auf der Autobahn direkt über uns auf der kreuzenden Landebahn ein Flugzeug aufsetzte. So dermaßen pompös und in sich ruhend zugleich. Ebenso beeindruckend war das Gebäude des Flughafens.

Ich nehme verdammt intensiv Energien wahr. Gute, ruhige Energien bringen mich zur Besinnung und ich bin überwältigt. Selten habe ich so intensiv Atemberaubendes erfahren. Kann doch jeder sagen, was er will – die Welt ist schön!

Nach einem schlechten Jahr soll immer ein gutes folgen. Das hörte ich zum ersten Mal. Die Worte kamen von meinem damaligen Personalchef, ich bin gespannt. Nun aber zuerst Weihnachten mit der Familie, in der Heimat.

Wie viel du dir auch wünschen magst,
der Wunsch wird weiter gehn
und Glück ist da nur,
wo die Wünsche stille stehn

- Friedrich Rückert -

Der gute Friedrich mit dem heutigen Kalenderspruch hat recht. Immer wieder fällt mir auf, wie sehr doch alles dem Buddhismus verbunden ist. So glaube ich, durch Erfahrungen diesen immer mehr zu leben. Mehr und immer intensiver. Die Welt wird, nein, sie ist (!) so intensiv. Die Annahme, es gäbe keine Steigerung der Intensität, widerlegt sich mir immer wieder aufs Neue.

Und alles ist nicht nur, es wird intensiver und tiefer. Jetzt klingt das Ganze auch noch wie … So ist nun mal die Welt. So ist das Leben. Wunderbar!

Bei dem heutigen Spruch fällt mir auf, dass ich in diesem Moment wunschlos bin. Wow! Das wollte ich früher immer sein und auf einmal bin ich es. Bis auf den Wunsch, dieses Glück, das mir wiederfährt, genauso weitergeben und andere Menschen mitfühlen lassen zu können. Das Gefühl, dieses Glück für mich behalten zu müssen, es nicht hergeben zu können, obwohl es so unglaublich schön ist, dass ich es nicht für mich alleine haben mag, macht mich manchmal traurig. Irgendwie paradox.

Jeder strebt nach Glück und kaum hat man's – oder habe ich es, ich rede mal aus meiner Sicht –, so will ich es wieder hergeben. Etwas haben, damit ich geben kann – okay! Keine Logik, Gefühlswelt eben. Die ist nie logisch, sonst wäre sie nicht die Gefühlswelt.

Streben

Ebenso strebe ich nicht mehr, nach was auch immer. In meinem bisherigen Leben habe ich immer gestrebt. Ob bewusst oder unbewusst. Gestrebt nach Anerkennung. Anerkennung von der Außenwelt.

Somit behaupte ich, viele Ziele erreicht zu haben, jedoch nicht meine eigenen, die habe ich nur selten erreicht. Angefangen bei der Schule – wollte ich nie, musste aber eben sein. Vieles davon brauche ich für mein heutiges, simples, manchmal einsiedlerisches Leben nicht. Ich hätte es besser gefunden, wenn ich in der Schule gelernt hätte, wie man Versicherungen oder Sonstiges abschließt. Aber für die heutige falsche Welt & Gesellschaft sind einige Schulthemen leider Gottes eben ein Muss. Da kann das größte Genie noch so gut in seiner – vielleicht unentdeckten – Begabung sein, aber wenn es in Deutsch, Mathematik, Physik scheiße ist, ist es scheiße. Selbst wenn du Superman wärst, Krebs heilen, Kriege verhindern oder dich beamen könntest, gilt: Bist du in der Schule nix, bist du im Leben nix. Oder zumindest scheint das oft so zu sein.

Außer du kannst Geld scheißen. Dieses Talent würde mit Sicherheit, ohne hinterfragt zu werden, direkt von der Schule zwangsbeurlaubt und gefördert. Immer ist es das Geld, nach dem jeder strebt, im Irrglauben, dass wir Glück kaufen können, anstatt es mal in sich selbst zu suchen. Die Menschheit hat es zur Genüge, es kommt uns schon fast zu Arsch und Ohren rausgequollen. Aber niemand merkt's, verdammt noch mal! Die heutige Gesellschaft – die Wahrheit will ja niemand hören – steckt sich lieber die Stöpsel in die Ohren oder in den Allerwertesten. Schön tief, damit das Glück ja auch drinbleibt und nicht rauskommt. Warum nicht einfach mal rauslassen?

Aber zurück zu den Zielen. Kaum fertig mit der Schule – zwar nicht mit »gut«, man könnte ja immer »besser« sein, am besten noch mit der Note 1-hoch-10 oder der Note Minus-385 für übernatürlich, super, über, über, mehr, mehr und noch besser als besser – kommen der Beruf und das weitere Lernen. Auf jeden Fall etwas, womit Geld zu verdienen ist – viel Geld. Bringt zwar nix, aber egal. Es nützt ja alles Glück nix, wenn kein Geld da ist – oder? Arme Menschheit, wenn ihr wüsstet, wie arm ihr seid, trotz Geld. Einen hab' ich noch:

Reich ist der, der wenig braucht

Und bloß keinen Beruf lernen, in dem das eigene Talent gefördert wird. Denn: Talent macht Spaß und Spaß bringt kein Geld (Achtung: Ironie, die dummerweise tatsächlich richtig gut funktioniert, weiß nur keiner, also: pst!) Der Beruf muss also Arbeit sein. Arbeit muss hart sein. Regelrecht schinden muss man sich, um an das »Zahlgut« zu gelangen, das einem nichts bringt. Das Resultat: Wir sind doppelt arm. Dabei geht doch eigentlich alles spielerisch leicht. Wir machen es uns selbst schwer, warum einfach, wenn's auch schwer geht? Einfach wäre ja einfach. Und einfach ... blöd.

Schule fertig. Ausbildung fertig. Eltern sagen: weiterbilden und den Meisterbrief machen, und ich sage: nö. »Guck, dass du in den öffentlichen Dienst kommst«, sagen die Eltern. Angekommen im öffentlichen Dienst: »Mach den Meister.« So geht es immer und immer weiter.

Das Leben in unserer heutigen Gesellschaft ist eine regelrechte Streberei. Keiner kriegt genug, egal von was. Es ist nie genug. Zum Glück war das ein Punkt in meinem Leben, an dem ich mich wirklich zur Wehr gesetzt und gelernt habe, Nein zu sagen. Will ich nicht, mach ich nicht.

Zu dieser Zeit habe ich angefangen, das Streben in gewisser Weise abzulegen. »Guck, dass du dich irgendwie hocharbeitest«, sagten meine Eltern. Da fiel mir nach einer Zeit – durch mehr oder weniger kuriose Umstände – eine etwas höhere, führende Position in den Schoß. Da stand ich nun mit einem Beruf, den ich eigentlich nicht lernen wollte, in einem »Unternehmen«, in dem ich nie sein wollte, und sagte tatsächlich Ja zu einem Posten, den ich nie haben wollte. Ernsthaft? Ja.

Keine Logik. War aber auch kein Gefühl mit im Spiel oder es war unterdrückt, der Kopf hat entschieden. »Hey, Führungsposition! Das gibt mehr Geld und Anerkennung in der heutigen Gesellschaft und »glückliche« Eltern.«

JA zur Führungsposition.

JA zum Wunsch von außen.

JA zu den Zielen anderer.

JA zur vermeintlichen Sicherheit inklusive Gefangenschaft.

JA zum Unglück.

Ich nahm etwas an, was ich selbst nie wollte. Ich lebte quasi das Leben einer anderen und redete mir jahrelang ein, glücklich zu sein. So strebte ich ernsthaft weiter nach mehr, danach, etwas zu erreichen, was auch immer. Anderer Leute Wünsche strebte und strebte ich an. Es gelang mir nichts, gar nichts mehr. Ich verlor mich völlig selbst, wortwörtlich. Im Privatleben wie im Berufsleben ging rein gar nichts mehr und so klatschte ich mit fast 27 Jahren frontal und mit Vollgas – im Kofferraum falsche Ziele und falsche Welt – vollends gegen die Wand. Unfallakte: Selbsterkenntnis.

Manchmal müssen wir eben alles verlieren, damit wir es wiedererlangen können.
Selbsterkenntnis erlangt, aber mich dennoch verloren.

Gefangen in Emotionen   Dienstag, 03. Januar 2017

Nach guten sieben Stunden mehr oder weniger erholsamen Schlafes wache ich erschöpft auf. Ich versuche den Einklang von Körper und Geist zu finden, bin aber in Emotionen gefangen. Vielleicht durch einen Traum? Scheinbar habe ich die Emotion aus diesem Traum mit in diese Welt genommen, in diese Dimension. In meinem Traum begegnete ich meinem Arbeitskollegen. Nach kleinen verbalen Anfeindungen zwischen uns verließ ich wortlos und zutiefst enttäuscht den Raum. Ich fühle, wie unzufrieden und emotional geladen er ist. Und ich bemerke den Fehler, dass ich fremde Emotionen zu meinen eigenen mache. Kaum bin ich auf-gewacht, bemerke ich Fehler Nummer zwei: Die Gefühle des Traumes nehme ich doch tatsächlich mit in den Wachzustand. Das geht zu weit! Ich nehme mir einen Tag Auszeit von meinem Hauptberuf, sentimental deluxe! Habe keine Lust auf die Außenwelt oder eher keinen Nerv da-für – hochsensibel.
Radio an und bügeln. Arbeit, die getan werden muss. Bringen tut sie mich allerdings auf keinen anderen Zweig, sogar das Gegenteil. Ne-gative Gedanken schleichen sich ein. Ich beobachte meinen Geist und versuche ihn zu lenken, jedoch scheint das Steuerrad defekt zu sein. Das

»Teil« muss in die (Geistes-)Werkstatt. Ich schaue auf mein Handy. Der Arbeitskollege hat geschrieben – ein Zufall? Er bittet mich um Hilfe und schon geht's mir etwas besser. Zwar denke ich wieder an mein »Scheiß-Helfer-Gen«, aber letztendlich ist es ja auch Teil meines Selbst.

Werkstatt: Fitnessstudio

Eine Vierzehnjährige bittet mich um Rat – um einen ersten, um einen zweiten, um einen dritten, um einen vierten Rat. Simone, es reicht! Erfüllung hin oder her, hier bleibe ich selbst gerade auf der Strecke. Ich konzentriere mich. Ich trainiere intensiv und fokussiert. Die Welt kann mir nichts! Bei meinem Cool-down lasse ich zum hoffentlich letzten Mal mein Helfer-Gen raus. Meine Ratschläge als Trainerin werden zwar nicht angenommen, aber ein emotionales »Danke« macht es wieder gut. Ich weiß, welche Fehler er noch machen wird, schließlich ging es mir in meiner Anfangssportphase genauso. Ich weiß: Mr.-Labertasche-ich-hol-mir-Rat-weiß-aber-trotzdem-alles-besser wird noch an mich denken, sobald er sich seiner Fehler bewusst wird. Aber das dauert noch.

Dem Kollegen wurde geholfen, dem Teeniegirl wurde geholfen, Besserwisser-Rat-resistenter-Labertasche – aber trotzdem nettem Kerl – wurde geholfen, und mir auch. Genau dadurch, durch meine Leidenschaft, mit Sport zu helfen. Zufrieden verlasse ich das Gym mit dem Gedanken: Ich bin Personal Coach.

Befriedigung eines Wortes Donnerstag, 12. Januar 2017

Mein Hauptarbeitgeber verlangt, bei Aufnahme einer Nebentätigkeit in Kenntnis gesetzt zu werden. Also gehe ich dieser Bitte pflichtbewusst nach.

Nachdem gestern der Vertrag als Aushilfe im Fitnessstudio unterschrieben wurde, ist das Ganze nun dingfest. Endlich – davon hatte ich lange geträumt. Nun habe ich dieses kleine Zwischenziel endlich erreicht. Wie geil ist das denn? Aber noch viel besser war die heutige Inkenntnissetzung meines Arbeitgebers in Schriftform. Nach einigen persönlichen Angaben und Informationen zur neuen Tätigkeit will das Formular die genaue Jobbezeichnung wissen. Ohne groß zu überlegen, schreibe ich schmunzelnd das Wort »Fitnesstrainerin« nieder. Den Stift zur Seite gelegt, atme ich ein und lehne mich in den Stuhl zurück. Das Schmunzeln wird zu einem Lächeln, einem großen Honey-Cake-Horse-Lächeln. Mich überkommt regelrecht Freude oder wie meine Schwester mal so schön sagte: »Ich könnt vor Freude kotzen.« Tatsächlich kommt mir die Freude so stark zum Halse hoch, dass ich sie nicht mehr halten kann. Kotzen muss ich zum Glück nicht. Der Emotionsschwall äußert sich so, dass ich das Formular fast in der Luft zerfetze, als ich zu meinem Arbeitskollegen sage: »Geil, das wollte ich schon immer einmal schreiben.« Dann zeige ich ihm das Formular.

Nebentätigkeit als Fitnesstrainerin – selbst jetzt, wo ich es hier aufschreibe, muss ich laut lachen. Einfach nur ein tolles Gefühl!

14. Januar 2017

Kompensieren durch Nahrung

Eigentlich war ich der Annahme, dass ich mir nach der Wettkampfvorbereitung Nummer eins des Wohlstands der heutigen Gesellschaft, insbesondere was Nahrungsmittel angeht, bewusst geworden war. Und so war es auch. So also lebte ich die Philosophie einer Natural Bodybuilderin weiter und stellte fest, dass erst mit den Jahren alles eine viel tiefere Bedeutung bekommt.

Ich kann nicht leugnen, dass ich nach beiden Bühnengängen wieder an »Masse ohne Klasse« zugelegt habe. Nun frage ich mich: Wieso? Ich habe den Luxus des viel zu großen Nahrungsmittelangebotes schätzen gelernt. Ich habe gelernt, bewusst zu essen und zu genießen. Trotzdem werde ich – und das auch noch zweimal – extrem maßlos. Wenn ich so darüber nachdenke, bin ich richtig enttäuscht von mir. Ich posaune raus, eine gute Ernährung schätzen gelernt zu haben, und fresse mich dann regelrecht »fett«, also fett im Sinne eines Athleten. Einige Leute in meinem Umfeld denken ja tatsächlich, mit zweiundzwanzig Prozent Körperfettanteil wäre man dem Hungertod nahe.

Ich überlege, ob selbst ich etwas mit Essen zu kompensieren versuche – vielleicht Liebe, vielleicht Freude. Vielleicht beides. Im Nachhinein, so scheint mir, hatte ich im damaligen Moment beides nicht. Umso interessanter war es, zu sehen, was passieren kann, wenn man einfach nur »durchzieht« und weitermacht. Einfach weitermacht mit dem, was man liebt. Ich liebe Natural Bodybuilding.

Aus privaten, mentalen Niederlagen herausklettern, ganz automatisch durch Liebe zum Tun. In den tiefsten Tälern mag man viel verlieren, auch Menschen, oft die ganz nahestehenden. Doch hier ist aller Verlust, egal wie groß, ein Hauch, ein Mückenschiss im Vergleich zu dem, was man gewinnt. Und mag dieser Gewinn im ersten Moment noch so klein sein, er gewinnt durch Tiefe an wahrer Größe.

Menschen, die in der Dunkelheit von einem gehen, ist keine weitere Beachtung zu schenken. Nicht mal ein Gedanke. Lass sie ziehen. Wahrscheinlich weiter durch das Dunkle. Jedoch Menschen, die dich in der Dunkelheit finden, meist, weil sie auch noch im Dunklen stehen oder wandeln, jene, die mit dir durch das Schwarze gehen und Lichter in der Dunkelheit sind, Wegbegleiter, die sind wahre Freunde. Freunde, die dich selbst im Dunklen strahlen lassen, bis du selbst zum Wegbegleiter anderer wirst und du dadurch eine ganz andere Liebe erfährst, als du sie bisher gekannt hast. Ich persönlich habe teilweise schon das Gefühl, ich wäre die Sonne selbst, wenn meine einfache Anwesenheit, mein offenes Ohr, so sehr hilft. Das ist so wunderbar zu sehen und zu fühlen, es macht lebensfroh. Dabei vergesse ich teilweise schon fast meinen Bodybuilding-Lifestyle, die Ernährung, und werde zum Hippie. Ich ernähre mich von positiver Energie und abrupt hört die Kompensations-Fresserei auf.

Schluss mit dem Konkurrenzkampf   **Mittwoch, 18. Januar 2017**

Die Studiotour am vergangenen Sonntag vermittelte mir viele positive Gefühle. Erstens, endlich hatte ich etwas für mein Ehrenamt getan. Zweitens war ich einen kleinen Schritt Richtung Lifestylevermittlung gegangen. Zwar habe ich in keinem Studio den Inhaber selbst angetroffen, traf jedoch auf sehr positiven Zuspruch, ausschließlich.

Von einer bisher noch kleinen Studiokette mit sieben Filialen in Deutschland war ich schon fast überwältigt. Während des Studiorundgangs zeigte sich die Filialleiterin sehr angetan von »unserer« Lebensphilosophie und schien auch entschlossen, uns unterstützen zu wollen. Nach weiteren Informationen zur Studiomitgliedschaft fragte die gute Dame mich doch tatsächlich: »Und das alles für NUR 80 Euro im Jahr?« Ja! Eine Studiourkunde, Internetpräsentation sowie eventuell Seminare im Studio selbst für nur 80 Euro. Mein Gegenüber schien an meinem Tatendrang teilzunehmen. »Das werde ich mit der Marketingabteilung abklären. Vielleicht kann man euch da noch etwas mehr unterstützen.«, läuft!

Doch leider hatte sie es nicht selbst zu entscheiden, jedoch blieb hier ein gutes Gefühl hängen. Also ließ ich meine Kontaktdaten da und hoffte auf den Spruch: »Man sieht sich immer zweimal im Leben.« Möge er so bald wie möglich wahr werden.

Soweit ich mich erinnere, war jedes Studio an diesem Tag so aufgeschlossen. Bis heute habe auch ich ein positives Gefühl zum vergangenen Sonntag. Jedoch lässt mich der Satz eines Tour-Gespräches philosophieren und nachdenken. Auf die Frage, ob ich auch bei allen anderen Studios im Ort gewesen sei, die ich bejahte, kam der Satz: »Hm, leider möchte unsere Leitung sich von den anderen Studios abheben.« Das hat mich wie ein Blitz getroffen und mir einen tieferen Einblick in die Branche verschafft.

Sich abheben – da sind wir wieder bei der heutigen Gesellschaft und der falschen Welt. Es kann doch nicht nur darum gehen, sich abzuheben oder sich über etwas zu stellen, als wolle man etwas Besseres sein. Hier doch bitte kein Konkurrenzkampf, sondern sportlich bleiben. Wir wollen doch Teil von etwas werden, eins werden, zusammen eine gemeinsame Sache vertreten, eine gemeinsame Philosophie leben, uns gegenseitig unterstützen, um so gemeinsam zu wachsen. Es geht nicht darum, sich abzuheben und den Weg alleine zu gehen, sondern alle schön zusammen, denn dann ist doch auch alles viel einfacher und schöner.

Endlich wieder weg von zu Hause, raus aus der alten Umgebung – menschlich wie auch örtlich. Mich zieht es schon wieder regelrecht weg. Darum ist es eine willkommene Abwechslung, dass mein Wunsch, beim Casting zur Sendung Ninja Warrior dabei sein zu dürfen, in Erfüllung ging. An einem Donnerstag mache ich mich auf den Weg nach Stuttgart. Schon auf der Fahrt spüre ich regelrecht, dass ich leichter werde, immer leichter. Noch nie bin ich so bewusst und vor allem langsam (!) gefahren – was für ein Genuss. Die Sonne scheint. Frida Gold und ihre Liebesrebellion, Ed Sheeran und sogar Hans Zimmer samt Orchester fahren mit.

So gerne ich meinen momentanen Hauptberuf des Gärtners auch ausführe, so »sicher« dieser mir auch ist, genauso verabscheue ich ihn auch. Ich habe wundervolle Leute um mich herum, bin mitten in der Natur, aber die Energien stimmen nicht. Ich habe nicht mehr das Gefühl, mit den anderen auf gleicher Wellenlänge zu schwingen. Unzufriedenheit, wohin ich schaue. Wäre ja halb so schlimm, wenn jeder, der mault, den gleichen Aufwand, den er beim Rummaulen betreibt, in Aktivität umwandeln würde. Das ist natürlich nicht so leicht. Zuerst müsste man sich mal Gedanken machen: »Was kann ich ändern?« Und da hört's bei den meisten auch schon auf. Alle denken, dass sie nichts tun können. Und anstatt sich eine neue »Nische« zu suchen, bleiben sie lieber in der alten und gewohnten Bequemlichkeit. Da ist zwar alles scheiße, aber etwas zu verändern ist zu anstrengend, dann lieber in der Scheiße bleiben, da ist es wenigstens schön warm.

Ich habe mir vorgenommen, wo ich auch bin, bestmöglich zu wirken – wie auch immer. Ich wirke und das ist besser, als in der »alten Scheiße« alias Komfortzone zu verharren. Mein Handeln als Vorgesetzte hat scheinbar nichts bewirkt, aber alles hat ja bekanntlich irgendwelche Nachwehen. Ich denke, für mich sind diese durchweg positiv.

Ich lasse mich für die Wahlen zum Personalrat aufstellen, da habe ich wenigstens nicht die Pflicht, irgendjemandem mit irgendetwas nachkommen zu müssen. Einfach mal »gucken« und eventuell mitwirken,

ganz ohne Druck. Mit Sicherheit ist das richtig interessant. Das sogenannte System von einer anderen Seite betrachten. Batman würde jetzt
sagen: »Die Stadt brennt.« Oder: »Die Welt liegt in Schutt und Asche.«
Selbst von dem Stärksten (scheinbar Stärksten: Bane) hat er sich kurz
mal lahmlegen lassen (erinnert mich ein wenig an meine Situation, als
ich die Führungsposition aufgegeben habe). Dies war wohl Teil meines
Aufbruchs. Und wie Batman flicke ich mich selbst wieder zusammen
und stehe auf. Einen Plan schmieden und attackieren, bis zum Schluss!
Ob der bei mir genauso aussieht? Ich nehme die dicke, fette Bombe in
Form von Erkenntnis mit und lasse sie versinken, verpiss mich in den
Hintergrund und hinterlasse den Rest genauso dumm – eigentlich sage
ich lieber unbewusst – , wie er vorher war. Oder besiege ich vielleicht
noch irgendeinen Endgegner? Ich habe keine Ahnung.

Ich weiß nur, wenn es unterschwellig und ganz unten brodelt, ist das
'ne ganz andere Wärme als Sonnenschein von oben. Und da die Sonne ja
nicht immer scheinen kann, sondern auch mal untergeht und das unter-
schwellige Brodeln lange seine Wärme behält, tief aus dem Erdkern,
oh, was wird das hässlich. Gott sei Dank bin ich kein Wettermann des
Systems!

So fahre ich nach Stuttgart und tue das, was ich liebe: Mein Leben
leben, Sport und Herausforderungen. Das System kann mich in diesem
Moment mal wieder für vier Tage da, wo die Sonne (in der Regel) nicht
hin scheint. Bis ich ab Montag wieder für eine gewisse Zeit neben Mi-
chael Jackson in der Systemzelle sitze und mir denke: »They don't really
care about us.« Bis ich wieder Batman spiele und mich selbst aus der
Zelle hole oder aus Arkham herausklettere. Hoffentlich irgendwann für
immer, ohne Rückkehr.

Losheim-Lauf   *07. April 2017*

5:00 Wecker, lüften, Espresso schwarz.

5:20, das letzte Gepäck ins Auto bringen, loslaufen.

Mein morgendlicher Lauf gestaltet sich sehr philosophisch. Während
ich noch im dunklen, aber so langsam erwachenden Losheim loslaufe,

kommt in mir das Gefühl hoch, dass ich mich in die richtige Richtung bewege.

Noch ist es dunkel, jedoch weiß ich den Lichtern der Straße zu folgen, wobei mich die Sterne begleiten. Es geht geradeaus, eine kleine Steigung bis zum See hoch. Ein kleines Stück im »Nichts« bewege ich mich durch die Unterführung bergaufwärts und kann auf die Ortschaft blicken. Es ist ein bisschen wie auf dem »Batman Begins«-Bildcover und genauso fühle ich mich auch.

Ortseingang Losheim und das Gefühl, zur richtigen Zeit am richtigen Ort zu sein, obwohl das schnell wieder erlischt, sobald ich an die kommende Sieben-Stunden-Sinnlosigkeit denke.

Mein Cool-down ist ein kleiner Treppenlauf durchs Wohngebäude, da ich nicht mehr sicher bin, ob ich gestern Abend nach dem Spülen den Boiler ausgeschaltet habe. Schnell mache ich noch eine kurze Notiz im Der-Weg-zum-Ich-Tagebuch. Der Weg zum Auto, es läuft Insomnia. Heiß-kalte Dusche auf der Arbeit, schwarzer Kaffee. Arbeitsmoral? Hirn abschalten! Hirn abschalten und auf die Fibo-Messe freuen.

Cardiotraining – eins sein mit der Natur

Eine gerade Strecke mit grauem Asphalt, auf dem sich meine fast ebenso grauen Laufschuhe kontinuierlich abstoßen, ich spüre, wie mein Herz schlägt. Zwar nicht im gleichen Rhythmus meiner Schritte, jedoch genauso gleichmäßig und kontinuierlich pumpt mein Herz das Blut durch meine Adern. Leicht atme ich ein, leicht atme ich aus und spüre die Straße unter meinen Füßen, die mir festen Halt gibt. Direkt nachdem die Ferse auf dem Boden aufsetzt, rollt der Rest des Fußes hinterher, zum Schluss berühren nur noch die Zehen den Asphalt, bevor die Schwebephase erfolgt und mein Körper sich für ganz kurze Zeit in der Luft befindet.

Der Halt oder die Festigkeit der Straße vermitteln mir eine gewisse Starre und wirken irgendwie unzerstörbar. Doch nichts ist unzerstörbar, außer der Natur. Auch wenn diese sehr verletzlich scheint, so erhebt sie sich doch immer wieder und rächt sich. Dagegen hat nichts und niemand eine Chance.

Ich bewege mich abseits und laufe auf einem kleinen Trampelpfad weiter. Dieser gibt mir zwar keinen Halt wie die Straße, fühlt sich aber besser an, irgendwie leichter. Aber genau das mag ich. Der lockere Waldboden lässt mich »auf sich laufen«. Die nötige Festigkeit hat er ja, gibt aber auch etwas nach, damit meine Füße sich ihm anpassen können. Anpassen an die Natur. So laufe ich weiter und während der Boden des Waldes mich trägt und mich ebenso schweben lässt, atme ich die frische Luft ein, welche die Bäume mir schenken. Ich atme aus und gebe den Bäumen das gleiche Geschenk zurück. Es ist ein Geben und Nehmen, ich kann aber auch sagen: Der Mensch lebt in Symbiose mit der Natur.

So atme ich im Gleichklang mit dem Wald. Noch während des Laufens halte ich kurz inne und habe das Gefühl zu fliegen, als würde ich mich auflösen, ganz verbunden mit der Natur und losgelöst von allem. Ich bin ganz ich selbst.

Ein gewisser Kollege weckt mich. Zum gefühlt 185. Mal. »Das ist ja nix. So viel Salat kann doch nicht gesund sein«, sagt er. Doch mittlerweile ignoriere ich das. Ist mir viel zu blöd. Ich schweige und der Kollege legt nun richtig los. Er erzählt von frisch diagnostiziertem Bluthochdruck, serviert mit wiederkehrendem Niedrigblutzucker. Während er so redet, stellt er gleichzeitig seine Getränkeflasche mit rotem Emblem, weiß-geschwungenem Schriftzug und schwarzem Inhalt auf seinem »hervorragenden« Bauch ab. Das »Teil« hängt wie totes Gewebe an ihm. Es ist eine wahrhaftige Wampe, wie ein Fels in der Brandung seiner Lebensphilosophie (die er wohl nicht hat), im Meer seines Unwissens. Ihm ist nicht bewusst, was er seinem Körper antut.

Klagen nützt nichts. Kontra geben nützt auch nichts. Schweigen nützt nichts. Auf eventuelle Fehler hinzuweisen, nützt auch nichts. So entscheide ich mich zum Kauf von einem Bund Möhren, stelle mich lächelnd zu den Kollegen an den Grill und verziere demonstrativ meine Karotte mit einem Streifen Senf.

Dabei kommt mir eine alte Weisheit in den Sinn: »Von Möhren sieht man besser.« Hm, scheint was dran zu sein, denn so ziemlich alle hier scheinen blind zu sein, sie sehen so viel nicht. Sie sehen ihr eigenes Glück nicht und auch nicht den freien Willen, sich dafür zu entscheiden. Aber ist ja auch nicht mein Problem.

Ich esse also weiterhin mein Grünzeug mit »gelben Rallyestreifen« und grinse wie ein Honigkuchenpferd – komisch, die essen auch am liebsten Möhren und Hafer –, als sich der Erste mal wieder über mich lustig macht. Dreimal dürfen Sie raten, wer das ist. Na? Genau, das tödliche Quartett in Person, mein besagter Herr Kollege.

Selten habe ich mich, wenn überhaupt, schweigend lauter lachen hören.

Glück vs. Erfüllung   10. April 2017

Das Wochenende und die Messe in Köln sind vorüber und mein sogenanntes altes Leben geht weiter.

Ich habe einen 18-jährigen Praktikanten bei mir. Ein fleißiger, aufmerksamer Kerl. Viel Menschenkenntnis und Einfühlvermögen scheint er zu besitzen. Das fällt mir auf, als er über Kinder redet, an denen wir vorbeifahren. Vielleicht möchte er Streetworker werden, ich denke, das würde passen.

Und während ich mich selbst beobachte, wie meine Haupttätigkeit zur Nebensache wird – auch wegen falscher Bezahlung, Geld statt Wertschätzung –, fällt mir auf, wie sehr es mich erfüllt, andere Leute zu motivieren, ihnen zuzusprechen. Dinge bzw. Fähigkeiten in ihnen zu sehen, die sie selbst noch nicht sehen. Helfen ist etwas Tolles. Das macht mich auch in meinem derzeitigen Beruf als Gärtnerin glücklich.

Ebenso hat mich das vergangene Wochenende, die Fibo-Messe, erfüllt. Es war unglaublich, auch wenn es anstrengend war, aber genau das ist doch mein Ding. Noch tiefer und noch treffsicherer als mit 'nem Dartpfeil in die schwarze Mitte, noch mehr. Als gäbe es in dem Schwarz noch ein Extrafeld oder einen zweiten Pfeil, der den ersten (die Kernessenz) noch tiefer trifft und spaltet, und noch mehr Möglichkeiten erscheinen sich zu ergeben. Es einfach zu tun, nur weil es Spaß macht. Zuspruch bekommen, Wertschätzung – das ist die beste Bezahlung. Glücklich sein ist ja schön und gut, aber solche Erfüllung lässt meine beiden Füße nicht mehr auf dem Boden. Ich schwebe, fast schon fliege ich, reite auf den Wellen, im »Flow« – mein Traum.

Reicher Einkauf   19. April 2017

Zum Lebensmitteleinkauf begebe ich mich Richtung Dorfmitte. Mit dabei die Pfandflaschen u.a. meiner süßstofflastigen Light Getränke. Beim Schreiben meines Kassenbuches vermerke ich nur »Einkauf/Essen/Trinken«. Diese Ausgaben berechne ich als festen Betrag ohne Pfand im Hinterkopf. So stehe ich an dem PET-schluckenden Monster und ziehe tatsächlich einen Fünf-Euro-Bon aus dessen rechter Backe. Während ich das tue, freue ich mich so sehr, dass ich mich emotional schon wieder echt zusammenreißen muss.

Mein Einkauf gilt heute nur dem Frühstück, das möglichst frisch sein soll. Heute ist ein besonderer Tag – Ladetag! Ich kaufe mir etwas Obst in Form einer Kiwi und einer Banane. Das ist jedoch ein bisschen wenig, also gesellt sich die »Pink Lady« noch dazu. Cashewkerne – eine Packung mit stolzem Preis, ist mir jedoch egal. Erstens hat Qualität nun mal ihren Preis und zweitens achte ich bei Lebensmitteln eh weniger drauf. Denn bekanntlich ist man ja, was man isst. Die beste Investition sollte in einen selbst fließen. Wo nur Schrott reingeht, kann auch nur Schrott rauskommen. Meines Erachtens trifft dies auf den Körper und den Geist zu. Gott sei Dank habe ich keinen Fernseher. So stehe ich mit meiner Ich-gebe-Geld-aus-Einstellung an der Kasse und muss fast heulen, als ich zu meinem Einkauf noch 10 Cent obendrauf zurückbekomme. Wie ich meine sentimentale Ader doch manchmal hasse. Überglücklich gehe ich zu meinem Auto. Reich an Nahrung, reich an Freude, dazu noch 10 Cent reicher und das, obwohl ich doch etwas ausgeben wollte. Nun denn – egal was ist und kommt, man wird immer reicher. Was ist schon Verlust? Bereicherung!

Die Welt in drei Kilometern   02. Juli 2017

Es ist Sonntag. Ein grauer, bewölkter Sonntag. Mein Tag um 05:00 Uhr beginnt mit einer Tasse heißen, schwarzen Kaffees. Wohlige Wärme an einem kühlgrauen Schmuddel-Sonntag.

Wohlbelebt beginne ich mit etwas Büroarbeit in Form von Bestellungen über das Internet, doch schnell raucht der Kopf, selbst auf simple Tätigkeiten wie die Beschaffung einfacher Büromaterialien kann ich mich nicht konzentrieren. Ich klappe den Laptop zu, schnappe mir Handy und Hoodie und fahre in den nächstgelegenen Wald. Mit dröhnendem Kopf steige ich aus und atme kühle, klare Luft. Eine Wohltat!

Ich überquere einen Bachlauf. Oberhalb staut sich das Wasser zu einem kleinen Teich, in dem sich etwas Licht spiegelt. Wenn jetzt noch die Sonne scheinen würde.

Locker laufe ich mit kleinen Schritten einen Trampelpfad hinauf, wobei ich vom hochgewachsenen Grün ungemütlich kühl-nass werde. Ein Schauer durchläuft mich und ein Uhu scheint mich auszulachen. Es gibt

Gemütlicheres als diesen Waldlauf an besagtem Schmuddel-Sonntag. Warum tue ich das? Die Frage ist überflüssig, denn die Antwort kenne ich ja bereits.

Bergauf geht es locker weiter und der Trampelpfad verwandelt sich in einen Schotterweg. Den Vögeln lauschend denke ich an Eichelhäher – lange keinen mehr gesehen. Doch da, eine Minute später, flattern mir gleich zwei über den Weg. Nach etwa einem Kilometer Steigung geht es bergab und ich denke an eine Maus. Nicht einmal eine Minute später rennt mir eine über den Weg, seltsam, aber schön. Bei meiner Autofahrt hierher sah ich ein Reh und frage mich nun, wann ich wohl wieder eines in freier Wildbahn sehe. Und es passiert wieder, etwa eine Minute später läuft links von mir einige Meter mit gewissem Abstand parallel zu mir ein Reh.

Ein Vogel, eine Maus und ein Reh – das Leben in der Luft, im Erdreich und das Leben im Wald. Bald bin ich wieder an meinem Auto. Mit diesen Gedanken lasse ich los und konzentriere mich auf die Frische der Natur, die mir nun gar nicht mehr schmuddelig, sondern belebend erscheint. Selbst das Nass der Blätter tut nun richtig gut. Jetzt kommt sogar die Sonne zum Vorschein und ich kann mir ein Grinsen nicht verkneifen. Tief durchatmend starte ich einen zügigen Lauf auf der Endgeraden und muss einfach nur noch lachen. Lachen über Probleme, die gar keine sind. Ich lache vor Freude und mit dem Wissen, dass ich alles habe, was ich brauche. Ich habe mich und ich habe die Natur und ich lebe in der Welt, ja, in der Welt einer Natural Bodybuilderin.

Der freie Wille   Losheim, 12. September 2017

Etwa ein Jahr nachdem ich meine Führungsposition hingeworfen habe, sitze ich nun wieder da, ohne genau zu wissen, wie ich den einen Fuß noch hochbekomme, um zu springen.
    Es geht um einen Sprung ins Ungewisse. Dabei weiß ich doch eigentlich, wohin ich spring. Es ist nur noch die eine Sekunde abzuwarten, der eine richtige Moment. Doch immer noch sitze ich hier und die wenigsten

verstehen mich. Zwar werden es immer mehr der Gleichgesinnten, doch sind es nie die Nahestehenden. Die verstehen immer erst im Nachhinein, vielleicht kommt daher das Wort »nachvollziehen«.

Nun denn, verweile ich noch etwas bei meiner Tätigkeit zu schreiben, zur Vorbereitung auf das »Zum-Personal-Trainer-fertig-gebackene-Zertifikat«, aber auch auf das Loslassen von allem hier. So blöd es auch klingen mag, aber mein Herz hängt noch an meinem Schreibtischstuhl – oder Schreibtischsessel! Den habe ich mir vor einiger Zeit gegönnt. Was bin ich stolz darauf. Manch einer sagt zu dieser Sitzgelegenheit auch Chefsessel und da muss ich zustimmen. Ich bin ein Chef und zwar mein eigener. Jeder kann im Leben tun und lassen, was er oder sie will, das ist der Weg des freien Willens. Also entscheide ich, wenn auch sonst nicht viel bleibt, dass mir dieser Chefsessel heilig ist und bei mir bleibt. Nach meinem überaus zehrenden Rücken-, Po- und Bauch-Training heute Morgen habe ich mir erst einmal satte 90 Minuten Schlaf gegönnt. Hausarbeit, Mails gecheckt, Essen vorbereitet. Auch wenn das nicht so klingen mag, doch ich habe einiges meiner Arbeit weggeschafft.

Nun habe ich wieder gegessen, Bohnen, Tofu und Süßkartoffeln, und mache nun »Verdauungsschreiberei« mit diesen Zeilen. Danach werde ich mich, weil's so produktiv war und nicht zuletzt auch, weil ich's kann, wieder hinlegen und produktiv schlafen. Damit mein Essen verdaut wird – für den größten Scheißhaufen meines Lebens. Und wenn der geschissen ist, dann bin ich gefühlte 385 Kilo (ungerade Zahl, die ich seit Ewigkeiten verwende) leichter und frei in meinem Tun und Sein.

Fokus - Im Hier und Jetzt

Sechsundzwanzig Kilo und zweihundertfünfzig Gramm auf beiden Seiten, einmal rechts und einmal links von der Hantelstange. Insgesamt greifen meine Hände gerade zweiundsiebzig plus ein halbes Kilo. Wenn ich das nun anders formulieren müsste, würde ich sagen: Das sind fast 200 Prozent meines letzten Wettkampfgewichts.

Drei Sätze mit vier Wiederholungen habe ich bisher geschafft zu heben. Ein Satz steht noch bevor, nur noch ein einziger Satz. Doch ich habe das Gefühl, als würden alle Kräfte mich verlassen. »Fokussiere dich«, sagt eine Stimme in meinem Kopf, also atme ich bewusst ein und ebenso bewusst wieder aus. Mein Körper bewegt sich einige Meter weg von der Langhantelstange, die vor dem großen Wandspiegel auf dem Boden liegt. Meine Konzentration ruht in diesem Moment ganz allein auf meinem Atem und dem Fühlen des Herzschlags, der nun allmählich ruhiger wird. Das ist das Zeichen.

Meine Augen visieren die Hantelstange an und lassen sie – wie eine Schlange die Maus – nicht mehr aus den Augen. So tief, wie ich nur kann, atme ich ein, halte kurz inne und atme ruckartig wieder aus. Mit zielstrebigen Schritten, das Ziel immer noch im Visier, marschiere ich zur Hantel. Nun schaue ich zum Spiegel und mir selbst in die Augen. Wieder einmal hole ich tief Luft und atme explosiv aus, bevor ich in die Hocke gehe und die Stange so fest umfasse, wie ich nur kann. Während mein Blick noch einmal zu mir selbst wandert, ist es fast wie eine Implosion, um mich herum existiert nichts mehr. Alle Energie ziehe ich in mein Innerstes hinein und halte den Atem an.

Der Moment. Es ist, als würde die Welt stillstehen, als würde es keine Zeit geben. Im Hier und Jetzt vollende ich den letzten Satz.

Zurück zu Hause oder vielleicht zurück in der Zukunft?

Nachdem sich gestern der Ex-Arbeitskollege (sage ich bewusst so) nach mehr als sieben Wochen ohne jeglichen Kontakt per SMS gemeldet hat, habe ich noch mehr abgeschlossen mit allem. Obwohl ich dachte, mehr geht gar nicht. Ging eben doch.

Seine DVDs, die ich mir damals ausgeliehen hatte, scheinen ihn mehr zu interessieren als meine momentane gesundheitliche Lage. Es war mir schon klar, er nimmt das Ganze tatsächlich persönlich.

Gott sei Dank kratzt mich das recht wenig, eigentlich gar nicht. Es lässt mich eher noch freier sein. Umso besser kann ich nun manch andere Leute verstehen, die den Weg des freien Willens kennen und wissen, dass jeder Mensch seinen eigenen Lebensweg hat.

Mit meiner Aussage, dass ich gerade nach Hamburg gehe, ereilt mich noch mehr die Erkenntnis, dass eine meiner engsten Bezugspersonen immer noch im Tiefschlaf wandelt. Noch tiefer, als ich eh schon dachte, wovon ich nun aber nicht berichte.

Nach dem äußerst gut gelungenen, nüchternen Rücken-Trizeps-Training heute früh rattert mein Hirn am laufenden Band. Es sind seltener Zweifel an mir selbst, viel mehr geht es um die Enttäuschung darüber, wie unbewusst meine Familie in vielen Dingen doch ist.

Ich telefoniere mit meinem besten Kollegen Ralf. Eigentlich will ich mit niemandem reden, dennoch rufe ich ihn aufgrund seiner Bitte um ein Telefonat an, Gott sei Dank, denn danach geht's mir sehr viel besser. Ralf ist einfach Ralf. Er bestätigt mir, dass in meinem Ex-Arbeitsumfeld immer noch alles beim Alten ist. Oha, aber wen wundert's?

Neben mir ein gelber LKW mit der Aufschrift »Georgsmarienhütte«, ein Zeichen, wieder genau richtig zu sein, genauso wie ich es fühle. Es ist wie damals. Ich komme immer näher, noch näher, noch tiefer zu mir selbst, nach Hause.

Im Hotel Zündorf in der Berliner Straße Nummer zwei sitze ich nun im Zimmer Nummer fünf, diesmal vorne links, und lasse den heutigen Tag Revue passieren. Nachdem ich mich heute Morgen von Michele verabschiedet habe und mich einfach total frei fühlte, trat ich meine Reise nach Köln an. Endlich wieder weg von allem. Ich machte mich auf zur BSA-Präsenzphase der vorletzten Lizenz zum »Endlich-fertig-gebacke-nen-Personal-Trainer-Zertifikat«. Auf dem Weg dorthin fühlte ich mich wieder frei und ganz zu Hause. Obwohl ich für die ersten 52 Kilometer über zwei Stunden benötigte, war ich mehr als glücklich, ja, erfüllt war ich. Erfüllt im Stau, der dieses Mal scheinbar gar nicht lang genug sein konnte. Ich war ganz bei mir selbst. Ich bin zurück in der Zukunft als Personal Coach.

Der Glaube an dich selbst   September 2017

Wenn ich so zurückblicke, erinnere ich mich an die folgenden Worte eines Ex-Arbeitskollegen: »An was glaubst du?«, fragte er. »An mich selbst«, antwortete ich ohne zu überlegen, blitzschnell und direkt, ganz aus mir selbst heraus, ohne wirklich zu wissen, was ich da überhaupt sage.

Gar nicht allzu lange Zeit davor wäre die Antwort etwas anders aus-gefallen. Ich glaubte damals nur an Dinge, die ich mit meinen Augen sah und mit meinen Händen anfassen konnte. Ich hatte keinen Glauben an Gott, auch keinen sonstigen Glauben. Ich sah vieles um mich herum, jedoch sah ich nie so wirklich mich selbst. Und ich glaubte nie so wirk-lich an mich selbst.

Wie hätte ich da an andere Dinge glauben können? Oder sehen kön-nen, dass ich mich selbst nicht sehe und nicht an mich glaube? So richtig bewusst wurde mir das erst, als meine Beziehung zu meinem damaligen Partner auseinanderging. Das war im Jahr 2016.

Als ich mir danach Fotografien von mir ansah, sah ich das erste Mal mich selbst. Natürlich hatte ich vorher schon mich bzw. meinen Körper, meine physische Erscheinung, wahrgenommen, jedoch nie mich als Per-son selbst. Wer war ich also? Ganz prägnant war auch das Foto mit meiner Schwester, das sie mir geschenkt hatte mit der Aufschrift:

»Side by side or miles apart – sisters will always be connected by the heart.«

Ob sie damals schon geahnt hat, dass ich bald örtlich noch weiter fort von ihr sein würde?

Aber zurück zum eigentlichen Thema. Man sollte immer an sich selbst glauben, an Träume und Wünsche. Und vor allem sollte man das innere Wissen um seine eigenen Fähigkeiten bewahren. Wenn man weiß, was man kann, dann weiß man wohl auch schneller, was man will. Und wenn man fest weiß, was man will, ist alles möglich, man darf nur den Traumluftballon nie loslassen, auch wenn es mal windig wird. Zieh ihn lieber an dich heran, geh in den Traum hinein und fliege dann selbst damit in den Himmel – ins Licht.

Green Day   12. Oktober 2017

Ich starte mit einem Glas Wasser und einer Tasse heißem Koawach. Zielstrebig setze ich mich um 4:50 an meinen Schreibtisch und mache mich an das letzte Kapitel des Lehrmaterials, Dopingprävention. Auch wenn es wirklich fast schon beängstigend und geradezu pietätlos ist, wie manche Dopingmittel aus den 70er-Jahren gewonnen wurden, so ist es doch auch interessant. Nichtsdestotrotz ist es auch moralisch und ethisch widerwärtig – Peptidhormone aus Leichenhypophysen? Widerlich!

Nach einer Stunde Schreiberei mache ich mir noch schnell einen Pre-Workout-Kaffee, packe meine Sporttasche und begebe mich zum Gym. Auch wenn es in mir brennt, meine Trainingseinheit Nummer drei (hintere Beine und Kreuzheben) anzugehen, sollte heute das Instinktivprinzip doch mit Köpfchen angewandt werden und nicht nur mit Gefühl. Vorgestern Beinvorderseite, gestern Rücken – da wäre eine erneute Belastung des Rückens meines Erachtens nicht gerade optimal. Also mache ich eine lockere Cardio-Einheit: vierzig Minuten moderater Ergometer-Treter. Die Zeit geht schnell rum, obwohl ich so »ins Leere« gucke.

Nach einigen Terminerledigungen und endgültiger Beendigung der Lernanforderungen mache ich mir um 10:40 Uhr einen Shake aus Spinat, Nori-Algen und Tabasco. Hatte ich gerade Lust dazu. Die Geschmacksnerven sind nicht so erfreut, aber umso mehr kehrt meine geistige Wachheit noch während des Trinkens zurück. Grün macht wach. Da heute eh ein körperlich nicht anstrengender Tag ansteht und meine Makronährstoffverteilung sich mehr den Fetten und Proteinen widmet, beschließe ich: Zum Mittagessen gibt's Rosenkohl mit Tofu und zum Abendessen Salat und Avocado. Wieder schleicht sich der Gedanke ein, meinen Proteinbedarf eines Tages mal zu Versuchszwecken nur mit Brokkoli zu decken. Da mein Kühlschrank allerdings gerade keine zwei Kilo davon hergibt, will ich heute mal nur Gemüse mit ausschließlich grüner Erscheinung essen. Ich mache einen »green day«.

Lustig und dabei noch interessant.

Jeder Handgriff sitzt in Ihrer alltäglichen (vielleicht Fließband-)Arbeit. Hoch konzentriert und voller Tatendrang erledigen Sie Ihren Auftrag, nur noch wenige Minuten von der langersehnten Frühstückspause entfernt. Wieder ein Blick auf die Uhr und Sie lassen Ihre Arbeitsmaterialien von jetzt auf gleich liegen, ziehen sich die Weste über und begeben sich in die Kantine. Endlich Pause!

Nach zwei oder auch drei Stunden getaner Arbeit wird neben der Tasse Kaffee ein schokohaltiges Croissant oder ein Muffin verspeist. Tut das gut, denken Sie sich. Zurück am Arbeitsplatz stellt sich jedoch nach wenigen Minuten eine Müdigkeit ein, als hätte Ihnen jemand mit einem Holzbrett direkt vor den Kopf gehauen. Woher kommt das nur? Dabei haben Sie doch gerade erst gefrühstückt und müssten voller Energie sein. Mehr oder weniger erschöpft und müde quälen Sie sich regelrecht zur Mittagspause und versuchen mit einem schönen großen Teller Nudeln mit ein paar Gemüsestücken wieder an Kraft für den Tag zu gelangen. Jedoch bleibt das Energiegefühl wieder nur kurz und so zieht sich der Tag bis zum Feierabend lange hin.

Um etwas für Ihre Gesundheit zu tun, beschließen Sie am Nachmittag eine Fitnesseinheit im nahegelegenen Studio. Trotz der Mahlzeiten stellt sich jedoch keine wirklich gute Leistung beim Sport ein. Sie trödeln mehr oder weniger vor sich hin, weil sie sich einfach nur schlapp fühlen, wollen aber die Fitnesseinheit nicht abbrechen, weil Sie ja schließlich auch was für die Gesundheit machen möchten. Jedoch fehlt einfach jede Kraft.

Unzufrieden begeben Sie sich in die Umkleidekabine, als gerade ein Sportskollege mit athletischer Figur einen Shaker und eine Banane aus seiner Sporttasche packt. Gemütlich und zufrieden setzt er sich auf die Bank, trinkt seinen Shake und genießt dabei die gelbe Frucht. Dieser Freak, muss der in der Umkleidekabine essen, fragen Sie sich, kann er damit nicht warten, bis er zu Hause ist? Ein Biss in die Banane und ein erholsames Stöhnen macht sich im Raum breit. Scheinbar hat sich der Kollege sehr verausgabt, wenn er bei dem Genuss seines Snacks solche Töne von sich gibt. Plötzlich gönnen Sie es ihm, weil sich auf seinem Gesicht eine derartige Zufriedenheit zeigt, als hätte man ihm gerade eine schwere Last abgenommen.

Was steckt nun dahinter, dass wohl so ziemlich jeder leistungsambitionierte Sportler direkt nach dem Training (angeblich) seltsame Dinge noch in der Umkleidekabine verzehrt? Die Antwort ist, dass diese sich ihre Mahlzeiten zuvor aussuchen, um damit etwas zu bezwecken. Der Zweck der Nahrung besteht darin, durch geeignete Nährstoffzufuhr die geforderte Leistung bestmöglich erbringen zu können und es so einfacher im Training zu haben. Kurz und schmerzlos: bewusst essen. Direkt nach der Trainingseinheit versorgt ein Athlet seinen Körper mit der nötigen Energie und den geeigneten Nährstoffen und verhindert so eine Mahlzeiteneskalation, die oft zu beobachten ist, wenn der Körper zu lange auf benötigte Nahrung warten muss und in dem Moment quasi von sich selbst zehrt.

Wenn Sie nun wieder ihre Frühstückspause antreten, dann fragen Sie sich doch bitte – vorzugsweise bevor Sie zum zuckerhaltigen und nährstoffarmen Croissant greifen – , was esse ich jetzt am besten, um mich danach fit und leicht zu fühlen? Und was esse ich am besten, um meine Arbeit bestmöglich (physisch wie auch psychisch) vollbringen zu können? Vielleicht denken Sie auch an den athletisch gebauten, zufriedenen Sportskollegen. Für einen Bodybuilder ist eben die Umkleidekabine die Kantine.

Wenn der Kreis sich schließt, Freitag, 20. Oktober 2017
Kündigungskoffeinschock & die Kunst des Verzeihens

Am gestrigen Tage war es endlich so weit. Der Termin mit meinem Personalchef stand an und mein Anliegen, ab nun getrennte Wege zu gehen, kam auf den Tisch. Schon einige Male hatte es einen Termin gegeben, er war jedoch wegen gewisser Umstände, die es nicht anders zuließen, verschoben worden. Vor jedem einzelnen Telefonat war ich in ein Depressionsloch gestürzt, wenn ich nur an den Telefonhörer dachte. Gott sei Dank hat auch mein Geist Hände und Füße, um direkt wieder herauszukrabbeln. Zum Glück waren diese Löcher nicht mehr ganz so tief und eher glichen sie einem kleinen Schützengraben. Es waren Schützengräben in meiner mentalen Stärke, in die ich mich kurz verkriechen konnte.

Doch ich fasste einen Entschluss und machte einen kleinen Sprung aus dem Graben auf das freie Feld. Was sollte mir schon passieren? War ja niemand da. Meine Armee von Freunden, meine Familie und Gleichdenker standen hinter mir am Waldrand und waren immer bereit, mit aufs Feld zu laufen. Feinde gab es nicht mehr. Aber eine Armee, die mir freundlich gesonnen war. Die führten einen anderen Krieg, der nun zum Glück hinter mir lag. Einen Krieg gegen sich selbst. Bis dato hatte ich gedacht, feuern zu müssen. Rückblickend feuerte ich teilweise auf mich selbst. Fast wie bei dem Film »Wanted« ging ich lange im Kreis, zielend auf andere. Die Kugel traf dabei jeden, der mit mir im Kreis stand und zum Schluss auch mich. Alle standen auf dem gleichen Feld. Mein eigener Treffer schloss diesen Kreis und ich trat heraus. Mein Hamsterrad hatte ein Ende.

Mein, bis dato als Feind angesehen, schließe ich nun tatsächlich gleich zweimal in die Arme. Wir sind doch alle gleich. Als zwei Freunde gehen wir ab nun getrennte Wege. Dem anderen verzeihend und auch mir selbst, mit dem Wissen und im Vertrauen, dass alles aus einem bestimmten Grund geschieht und jeder zu jeder Zeit immer bestmöglich und richtig handelt. Es geht um die sogenannte Kunst des Verzeihens.

Noch gechillt lief ich ganz bewusst Stufe für Stufe die Treppe herunter, ganz locker. Vor der Haupttür des Gebäudekomplexes atmete ich die kalte, frische Luft ein und war zuerst erschüttert vor Erleichterung. Mit jedem Atemzug wurde ich klarer. Mit jedem Ausatmen flog ein Teil der Last in Form von Atemnebel davon und löste sich in Luft auf. In meinem Auto hörte ich mindestens sieben Mal Chefboss, »Träume«. Ja, mein Traum ist wahr geworden.

Zu Hause angekommen, setzte ich mich in meiner halbleeren Wohnung auf den Boden vor das große Erkerfenster. Aber Sitzen war mir nun tatsächlich zu anstrengend, also legte ich mich hin und die Sonne wärmte mich. Endlich am Licht.

E-Mails checken? Musik hören? Tanzen? Habe ich Hunger? Soll ich singen? Bin ich aufgekratzt? Kochen? Oder bin ich müde? Mein emotionaler Zustand glich einem typischen Koffeinschock. Vor lauter Freude und Erleichterung kam ich an einen Punkt, an dem es einfach »zu viel des Guten« war. Die ganze Euphorie schlug mich nieder. Ich musste ins Bett und schlief erst einmal zwei Stunden. Das musste verdaut werden. Das köstlichste seelische Mahl aller Zeiten – meine Kündigung.

Das Hotel

Wieder ist es Zeit für den alljährlichen Tapetenwechsel. Alles einmal von außen betrachten, in einer vielleicht unbekannten Umgebung. Ein anderes Land mit anderen Sitten und anderer Mentalität. Sie haben Urlaub!

An einem Wochenende sitzen Sie zu Hause an Ihrem PC und durchforsten verschiedenste Plattformen nach Flügen und Hotels. Und neben sich haben Sie auch noch eine ganze Menge Reiseprospekte liegen. Da die Entscheidung nicht so leicht fällt, holen Sie Ihren Lebensgefährten herbei, der interessiert mit auf die Suche nach einer gemeinsamen Auszeit geht.

Nach einiger Zeit und dem Bestaunen verschiedener Landschaftsbilder sowie unterschiedlicher Freizeitaktivitäten entscheiden Sie sich für Ihr Traumreiseziel. Kurz vor dem Buchungsabschluss hat jedoch Ihr Partner einen Geistesblitz: »Wir müssen noch schauen, wo dort ein Fitnessstudio in der Nähe ist. Wenn ich nicht trainieren kann, dann müssen wir uns ein anderes Hotel suchen«, sagt er. Für wenige Sekunden haben Sie den Gedanken, dass Sie im falschen Film gelandet sind. Vor wenigen Minuten noch war das Urlaubsziel ganz klar und jetzt ist ein Fitnessstudio ausschlaggebend für das Reiseziel? »Ich brauche das eben, ich kann nicht irgendwo hinfahren, ohne zu wissen, wo das nächste Studio ist«, begründet Ihre zweite Hälfte seine Äußerung.

Solch ein Fitnessstudio, Gym oder Muskelschmiede ist für einen Bodybuilder einfach wie eine heilige Halle. Hier kann er zur Ruhe kommen, sich von seinen Gedanken des Alltags befreien und sich ganz sich selbst widmen. Was bei anderen vielleicht ein Wellnesstag samt Massage danach ist, ist für den Kraftsportler eben das Studio und seine Trainingseinheit.

Stellen Sie sich vor, Sie wollen sich eine kurze Auszeit vom Alltag gönnen und machen sich an einem Nachmittag entspannte Stunden auf der Couch. Dazu einen Kaffee, ein Stück Kuchen und einen Roman. Vielleicht liegen Sie aber auch an solch einem Tag auf Ihrem Balkon auf einer Sonnenliege und genießen dabei ein wundervolles Kaltgetränk. Ich würde glatt behaupten, dass alle die gleichen Auszeiten brauchen. Nur haben wir eben andere Plätze dafür. Und da manche Männer manchmal etwas simpler gestrickt sind, ist es bei so mancher zweiten Hälfte vielleicht einfach »nur« der geliebte Kraftraum. Im wahrsten Sinne des Wortes. Er schöpft hier einfach neue Energie für sich (und auch für Sie), genauso wie Sie es an einem Wellnesstag tun. Und so wie Sie sich auf Ihrer Couch wohlfühlen, fühlt sich so mancher Bodybuilder nur im Gym wohl, es ist für ihn einfach wie ein Wohnzimmer, wie ein Zuhause.

So ist das eben bei der Hotelsuche für den Urlaub. Das Hotel eines Bodybuilders (oder einer Bodybuilderin) ist sein Kraftraum, sein Dach über dem Kopf, wo er am besten entspannen kann.

Schlusswort

Da Sie sich nun auf der letzten Seite meines Buches befinden, frage ich mich, wie Sie denNatural Bodybuilding-Sport jetzt sehen. Was denken Sie, wenn Sie nun auf einen Kraftsportler treffen? Wie füllen Sie die Bezeichnung »Natural Bodybuilding«?

Ich hoffe, dass sich der eine oder andere Leser in meinen Worten wiedergefunden hat. Vielleicht haben Sie auch bemerkt, dass diese Sportler nicht nur schwitzende, stöhnende, trainierende Muskelpakete sind, die penibel auf ihre Nahrungszufuhr achten. Viel zu oft werden Menschen aufgrund ihres Äußeren abgestempelt. Doch wenn wir offen bleiben für uns Unbekanntes und den äußeren Schein ein wenig durchdringen und hinter die sogenannte Schubladenwand blicken, sehen wir die Wirklichkeit. Dort sind wir doch alle die gleichen Menschen. Jeder mag auf seine Weise etwas anders sein, was aber auch gut so ist. Schlussendlich sollte jeder sein dürfen, wie er es selbst für richtig und erfüllend hält. Ob Musiker, Bauarbeiter, Büroangestellte oder Bodybuilder – jeder Mensch ist auf seine Art und Weise einzigartig und etwas Besonderes. Auch wenn sich die Vorurteile gegenüber dem Kraftsport sehr festgefressen haben und kein Sport so negativ bewertet wird wie der Bodybuildingsport, so möchte ich doch für alle Sportarten und Berufsgruppen sprechen. Ich könnte genauso ein Buch über die Philosophie einer Übergewichtigen, einer Gärtnerin oder einer Veganerin schreiben. Meine Erfüllung jedoch finde ich in diesem Sport, was mir das Schreiben vereinfacht hat. Die Gesellschaft sollte damit aufhören, in Schubladen zu denken und sich auf das zu konzentrieren, was uns unterscheidet. Stattdessen sollte mehr darauf geachtet werden, was uns verbindet. Wir sollten auf Gemeinsamkeiten achten, durch die es sich doch viel leichter miteinander leben lässt.

Vielleicht konnte ich mit diesem Buch die Schubladen für Bodybuilder etwas öffnen. Und vielleicht haben Sie auch irgendetwas von sich darin gefunden oder konnten vielleicht etwas für sich selbst mitnehmen oder auf Ihrem zu Anfang geschriebenen Zettel ergänzen. Das würde mich freuen.